Ullstein

ÜBER DAS BUCH:

Wir sind heute in der glücklichen Lage, ein uraltes Heilsystem zu kennen, das den Kriterien der modernen, westlichen Medizin standhält. Das chinesische Qi Gong bietet Übungen, die entspannen und den Alltagsstreß besser bewältigen helfen. Sie vermitteln eine universelle Lebensenergie, die von den Chinesen »Qi« genannt wird, die je nach persönlicher Struktur als Wärme, innere Stille, prickelnde Energie oder nie zuvor gekanntes Glücksgefühl erfahren wird. Die einzige Voraussetzung für die erfolgreiche Gesundung ist das geduldige, tägliche und korrekte Üben dieser jahrtausendealten Bewegungen, die in den frühen Morgenstunden ausgeführt werden und den ganzen Tag mit hoher Energie erfüllen. Dieses praktische Übungsbuch mit zahlreichen Fotos und Zeichnungen bietet unentbehrliche Anleitungen zur Stärkung und Gesundhaltung des Immunsystems.

DIE AUTORIN:

Monnica Hackl, Jahrgang 1947, fand nach Studium der Theologie, Germanistik und Sozialpädagogik zur Naturheilkunde. Heute ist sie Heilpraktikerin in eigener Praxis und Autorin mehrerer Bücher. Seit zehn Jahren bereist sie jährlich den Fernen Osten, um sich in Singapur in Qi-Gong-Schulungen weiterzubilden.

Weitere Veröffentlichungen:

Bach-Blütentherapie für Homöopathen (1990); *Hui Chun Gong* (1992); *Die Perle des Hui Chun Gongs* (1993); *Schamanische Schilde* (1992); *Crystalenergy* (1993); *Der Guru* (1995).

Monnica Hackl

Qi Gong für jeden Tag

Ein praktisches Übungsbuch

Ullstein

Esoterik
Ullstein Buch Nr. 35630
im Verlag Ullstein GmbH,
Frankfurt/M – Berlin

Für das Taschenbuch neu
eingerichtete Ausgabe
Mit 30 Abbildungen

Umschlagentwurf:
Vera Bauer
Unter Verwendung einer
Abbildung von TCL/BAVARIA

Taschenbuchausgabe mit
freundlicher Genehmigung der
F. A. Herbig Verlagsbuchhandlung
GmbH, München

Printed in Germany 1996
Gesamtherstellung:
Ebner Ulm

September 1996

Gedruckt auf alterungs-
beständigem Papier mit
chlorfrei gebleichtem Zellstoff

Die Deutsche Bibliothek –
CIP-Einheitsaufnahme

Hackl, Monnica:
Qi Gong für jeden Tag : ein praktisches
Übungsbuch / Monnica Hackl. – Für
das Taschenbuch neu eingerichtete
Ausg. – Frankfurt/M ; Berlin :
Ullstein, 1996
(Ullstein-Buch ; Nr. 35630 : Esoterik)
ISBN 3-548-35630-3
NE: GT

Inhalt

Die Schreibweise der chinesischen Bezeichnungen wurde dem allgemeinen deutschen Sprachgebrauch angepaßt. Es finden sich daher sowohl Pinyin- als auch Wade-Giles-Umschriften im Text.

Morgendynamik – Qi Gong: Energie für jeden Tag

Wir im Westen können auf eine reiche Sammlung von Volksliedern blicken. Sie sind im Laufe der Jahrhunderte zu einem richtigen Volksliederschatz angewachsen und gehören zu unserem Kulturgut.

In China kennt man einen ähnlichen Volksschatz, der jedoch nicht aus Liedern, sondern aus Bewegungen besteht. Dieses chinesische Volksgut ist so lebendig, daß man jeden Morgen auf den Straßen Menschen sieht, die diese Bewegungen üben. Und wie bei uns die Lerche ihr Morgenlied in den Himmel singt, so üben in China Tausende von Menschen jeden Morgen und »singen« und tanzen ihr Morgenlied der Bewegung in den neuen Tag hinein. Auch wir können diesen schönen und heilsamen Brauch übernehmen und jeden Morgen in dieses Lied der Bewegung mit einstimmen, um Dynamik und Energie für jeden Tag zu bekommen.

1 Qi Gong

Ein energetisches Übungsprogramm

Kein anderes System der Bewegung führt so schnell und überzeugend zu persönlichem Wohlgefühl wie das chinesische Qi Gong. Schon nach kurzer Übungszeit, ja selbst nach dem allerersten Versuch mit Qi Gong kommt der Übende mit jener glücklich machenden Kraft, die allem Leben zugrunde liegt, in Berührung. Er erfährt diese universelle Lebensenergie, die von den Chinesen »Qi«* genannt wird, je nach seiner persönlichen Struktur als Wärme, innere Stille, prickelnde Energie oder nie zuvor gekanntes Glücksgefühl. Diesen ersten Erfahrungen folgt dann die Heilung oder Linderung der verschiedensten körperlichen Beschwerden. Die einzige Voraussetzung dafür ist geduldiges, tägliches und korrektes Üben dieser jahrtausendealten Bewegungen, die in den frühen Morgenstunden ausgeführt werden und den ganzen Tag mit hoher Energie erfüllen.

Die Heilerfolge mit dieser uralten Energie führten die chinesischen Forscher der modernen Zeit dazu, Qi Gong wissenschaftlich zu untersuchen. So konnten diese Atem- und Bewegungsübungen nach den Wirren der Kulturrevolution erweitert und durch wissenschaftliche Untersuchungen erläutert werden. Dabei stellte sich heraus, daß diese geheimnisvollen Bewegungen, die sowohl in China wie auch im Westen von einem mystischen Schleier umgeben sind, einen tatsächlich nachweisbaren Einfluß auf meßbare Parameter wie Blutwerte, Blutdruck, Minutenvolumen usw. haben. Wer also heute behauptet, das chinesische Qi Gong sei ein »alter Zopf« ohne wissenschaftliche Grundlage, den es zugunsten der modernen Medizin schnell abzuschneiden gälte, der irrt.

Denn wir sind heute in der glücklichen Lage, ein uraltes Heilsystem zu kennen, das den Kriterien der modernen, westlichen Medizin standhält.

Als ich vor fünfzehn Jahren in München Tai Chi Chuan lernen wollte, tat ich mich schwer, diesen Wunsch auch zur

---

* Qi wird »Tschi« ausgesprochen.

Durchführung zu bringen. Außer einem kleinen Kreis von weniger als zehn Personen wußte niemand etwas von diesem »Sport«. Es gab nur einen einzigen Lehrer für diesen »Inneren Stil« des Qi Gong, einen jungen Japaner, der einmal pro Woche einer kleinen Gruppe Interessierter Unterricht gab. Nur einmal in der Woche war mir nicht genug, und so suchte ich ihn auch privat viel öfter auf, um diese Kunst von ihm zu erlernen, und nahm dafür einen langen Weg in Kauf. Um wirklich weiterzukommen und meinen Stil entscheidend zu verbessern, war ich nach wie vor darauf angewiesen, nach Asien zu fahren und dort Ausbildungsstätten für Tai Chi Chuan aufzusuchen.

Heute sieht in Deutschland die Verbreitung der chinesischen Atem- und Bewegungsübungen ganz anders aus. In jeder größeren Stadt gibt es mehrere Schulen, in denen Tai Chi unterrichtet wird, und sogar in den kleineren Orten auf dem Land wird dieses Programm von den Volkshochschulen mit großem Erfolg angeboten. Dabei ist Tai Chi Chuan, das auch unter dem Namen »Schattenboxen« bekannt ist, nur ein bescheidener, wenngleich wohl auch der populärste Teil des ganzen Systems des chinesischen Qi Gong. Es besteht aus einer ganzen Choreographie langsamer Bewegungen, die in jahrelanger, geduldiger Übung erlernt wird. Beinahe jeder westliche Mensch hat inzwischen über das Medium Fernsehen vermittelt bekommen, wie anders sich Chinesen im Vergleich zu uns bewegen, wenn sie etwas für ihre Gesundheit und Fitneß tun wollen. Der »Westler« joggt oder turnt in abrupten, schnellen Bewegungen, während der Asiate sich seine Energie in langsamen Übungen herbeiholt. So gab es in den letzten Jahren einige kulturelle Sendungen, die Hunderte von älteren Menschen im Morgengrauen beim Üben zeigten, oder Qi-Gong-Serien, bei denen der Zuschauer mitüben konnte und die mit großem Erfolg ausgestrahlt wurden. Seit einiger Zeit flimmert sogar ein Werbespot über die Mattscheibe, in dem ein Modell mit den sanften und harmonischen Bewegungen des Tai Chi Chuan für Hautpflegeprodukte wirbt.

Und nicht nur das – viele private Organisationen bieten

Kurse mit Qi Gong an, und etliche asiatische Qi-Gong-Experten, die sich als Meister oder Großmeister bezeichnen, haben sich in den Westen begeben, um uns in die Kunst des Qi Gong einzuweisen. Auch etliche »Westler« haben sich inzwischen zum Lehrer oder Meister gemausert, und so hat der lernwillige Schüler weniger das Problem, überhaupt Qi Gong lernen zu können, sondern eher die Aufgabe, sich das Passende aus dem Angebot herauszusuchen.

Kenner des Marktes wissen, daß hinter diesen so sanften Bewegungen ein erbitterter Kampf der Vermittler dieser Künste im Gange ist. Fast jeder will der Beste und einzige sein und versucht oft genug, Wert und Wissen der anderen herabzusetzen. Dieses Bestreben treibt oft groteske Blüten.

So unwürdig dieses Gerangel um den besten Platz auch erscheint, es bringt mich immer wieder zum Schmunzeln, denn die »Szene« im Westen gleicht seit kurzem fast der in China, wie sie den Liebhabern von alten und neuen Kung-Fu-Geschichten und -Filmen bekannt ist. In diesen Geschichten messen die verschiedenen Meister ihre Kampfkünste so lange und erbarmungslos miteinander, bis der beste von allen übrigbleibt – im Westen und im China der Neuzeit bleiben diese Kämpfe natürlich im verbalen Bereich. Angst, Eifersucht und Intrigen, die unter den Kung-Fu- und Qi-Gong-Meistern in China wohlbekannt sind, wanderten zugleich mit diesen Künsten in den Westen ein und führen dort ein fröhliches und authentisches Eigenleben.

Ich fände es spannend, wenn sich all diese tatsächlichen und selbsternannten Größen einmal zu einem Wettstreit treffen würden. Dann könnten die Zuschauer ihr Urteil, ähnlich wie in jener alten chinesischen Geschichte, mit einem ehrfürchtigen Aufseufzen bekanntgeben: Dieser Legende nach führten einige Meister ihre Stile vor, und die Menge klatschte begeistert zu diesen Darbietungen. Aber als der letzte Meister seine Vorführung beendet hatte, ging ein Aufseufzen der Erleichterung durch die Menge: Nur dieser hatte sie mit seiner Kunst tief im Herzen berührt und etwas in ihrem Inneren bewirkt.

Leider kann man nicht von allen, die Qi Gong verbreiten, sagen, daß sie tatsächlich etwas davon verstehen, und hier sei deshalb eine Warnung ausgesprochen:

Eine Kunst, die so viel Gutes bewirken kann, hat sicherlich auch die Möglichkeit, dort zu schaden, wo sie unrichtig und falsch angewandt wird. Sehen Sie sich daher die Lehrer genau an, denen Sie Ihr Vertrauen schenken. Viele von ihnen unterrichten nämlich, nachdem sie nur ein Buch gelesen haben, und geben das Gelesene in Kursen weiter, ohne eigene Erfahrungen mit der Kraft des Qi Gong gemacht oder auch nur von den Gefahren gehört zu haben.

Das uralte chinesische System des Qi Gong hat also in den letzten Jahren weites Interesse in den westlichen Ländern gefunden. Und das, obwohl einem nüchtern denkenden Menschen Berichte von der Heilung schwerster Erkrankungen durch einfache Atem- und Bewegungsübungen wie eine typisch orientalische Übertreibung erscheinen. Denn durch regelmäßiges Üben von Qi Gong soll man in guter Gesundheit und Frische sehr alt werden, so daß auch im Alter der Lebensgenuß nicht durch körperliche Beschwerden getrübt wird. Viele hochbetagte Chinesen sind ein lebendes Beispiel dieser These. Zu den schönsten Vergnügungen der Qi-Gong-Übenden gehört es, ihr Alter schätzen zu lassen! Und sich darüber zu freuen, fünfzehn bis zwanzig Jahre jünger eingestuft worden zu sein. Was ist nun dieses Qi Gong? Die Übersetzung des Begriffs aus dem Chinesischen lautet schlicht: energetische Arbeit. Die Chinesen entdeckten, daß durch sanfte Bewegungen und Sammlung der Aufmerksamkeit auf bestimmte Körperzonen die Energie im menschlichen Körper intensiviert und reguliert wird. Qi Gong besteht daher aus sanften, sehr langsam ausgeführten Bewegungen, aus meditativen Phasen der Stille, in denen nur das Atmen beobachtet wird, und aus der aktiven Lenkung des Atems auf bestimmte Körperpunkte und Körperzonen hin. So bildet der Ausdruck Qi Gong einen Überbegriff, unter dem sich verschiedene »Sportarten« versammeln, wie z. B. das schon erwähnte Tai Chi Chuan, ferner Pa Kua oder Hsing-I, um nur einige von ihnen zu nennen.

Man sollte sich durch die Stille der Übungen nicht täuschen lassen – sie enthalten trotzdem ein energetisch-dynamisches Potential. Sie können es selbst testen, wenn Sie an einigen Morgen Qi Gong üben und an anderen nicht: Ihre Energie und Dynamik werden an den Übungstagen auffallend besser sein als an den übungsfreien Tagen!

Die ältesten Zeugnisse von Qi Gong sind 4000 Jahre alt. Lu Bu Wei schreibt in seinem Buch »Lü Shi Chunqiu« (»Frühling und Herbst«, zitiert nach Richard Wilhelm):

»Am Anfang des Herrschers Tao Tang staute sich die dunkle Kraft in hohem Grade und sammelte sich in der Tiefe. Der Lauf des Lichtes wurde gehemmt, so daß es sich nicht mehr der Ordnung nach auswirken konnte. Die Stimmung des Volkes wurde trübe und träge. Die Sehnen und Knochen wurden steif und gehorchten nicht mehr. Da erfand er den Tanz, um die Leute wieder zur Bewegung anzuleiten.« Tao Tang ist ein legendärer Herrscher, der dem mythischen Zeitalter zuzurechnen ist. Dieser »Tanz«, so nimmt man an, war eine Vorstufe des Qi Gong.

In 2000 Jahre alten »Huang Di Nei Jing«, dem Medizinklassiker des Gelben Kaisers, kann man über Qi Gong lesen: »In alten Zeiten gab es einige große Meister, die Himmel und Erde zusammenführten und Yin und Yang kontrollierten. Sie atmeten Vitalenergie (Qi), lebten abgeschieden und konzentrierten sich auf ihr Bewußtsein. Geist und Körper wurden zu einem harmonischen Ganzen.«

Qi Gong ist also eine uralte Methode zur Heilung, die bis heute ununterbrochen angewandt wird. Es aktiviert verborgene Kräfte im Menschen und stärkt Körper und Geist. Auf diese Weise beugt es Erkrankungen vor, kräftigt den Körper, verhindert einen vorzeitigen Alterungsprozeß und wirkt lebensverlängernd.

Da Qi Gong aus verschiedenen Übungen besteht, die im Liegen, Sitzen, Stehen oder Gehen ausgeführt werden können, ist es für alle Menschen empfehlenswert. Es läßt schon manifest gewordene Erkrankungen verschwinden, wirkt aber vor allem vorbeugend. Gerade dieser Aspekt wird nun endlich auch von der westlichen Schulmedizin mehr beachtet. Ich denke da an westliche wissenschaftliche Untersuchungen, die beweisen, daß allein durch Bewegung der Zucker- und Cholesterinspiegel gesenkt werden kann. In meiner Praxis konnte ich feststellen, daß eine bestimmte Qi-Gong-Art (Hui Chun Gong) nach kürzester Zeit harmonisierend und belebend auf den Hormonspiegel einwirkt und Mangelwerte im Blutbild ausgleicht.

Im Jahre 1992 gab sogar die AOK eine Broschüre mit sehr anschaulichen Zeichnungen heraus, in der Qi-Gong-Übungen zur Nervenberuhigung, Kreislaufanregung, gegen Schlaflosigkeit und Herzbeschwerden im Rahmen der Vorbeugung empfohlen wurden.

Qi Gong genießt in China ein hohes Ansehen und wird nicht nur von einer kleinen, gebildeten Oberschicht, die etwas von Medizin versteht, ausgeführt. Nein, es ist der »Sport« der Massen. In den chinesischen Parks drängen sich Hunderte von Menschen, um jeden Morgen die Übungen zu tanzen, die ein langes Leben und jugendliche Frische versprechen. Auch heute noch nennt man es in China den »Schlüssel zu Gesundheit und langem Leben«. Qi Gong ist leicht zu erlernen, einfach auszuführen und dennoch sehr wirksam. Es erfordert keinerlei körperliche Kraftanstrengung, sondern eher eine geistige Disziplin, wie z. B. Geduld. Die meisten Chinesen führen täglich am frühen Morgen – sogar in der Öffentlichkeit – aus freien Stükken Qi Gong durch, weil sie am eigenen Leibe erfahren haben, daß es ihnen hilft, den ganzen Tag über körperlich frisch zu sein und zu bleiben.

Wie ich aus einer Reihe von persönlichen Berichten weiß, bleiben auch im Westen viele Menschen bei ihrer Qi-Gong-Übung, auch wenn die Krankheit, die sie damit heilen wollten, schon längst verschwunden ist. Sie wollen die Spannkraft, die Ruhe und die Frische nicht mehr missen, die sich durch regelmäßiges Üben einstellen.

Es ist allerdings wichtig, Qi Gong ganz korrekt zu erlernen und auszuführen. Wir im Westen sind allzu leicht geneigt, etwas wegzulassen, wenn es uns unwichtig oder nutzlos erscheint. Dabei verkennen wir die jahrtausendelange Erfahrung der Chinesen gerade mit dieser vielseitigen und fein abgestimmten Therapie.

Nach chinesischer Ansicht wird durch Qi Gong das dynamische Gleichgewicht zwischen Yin und Yang wiederhergestellt. Yin und Yang sind die rezeptive und die strukturierende Kraft, die in einem stetigen Wechselspiel unser Universum und unseren Körper am Leben erhalten. Das bedeutet aber nicht nur einen Ausgleich zwischen körperlichen und nervlichen Funktionen. Die Bewegungen wirken sich auch auf das Innere des Menschen aus, sein geplagter Geist wird beruhigt, quälende Gedanken verschwinden, und das Tor zu tiefer innerer Erfahrung öffnet sich.

Die »tiefe Meditation«, von der immer wieder im folgenden Text gesprochen wird, ist ein wichtiger Punkt für das Gelingen von Qi Gong, das ohne diese nur eine rein körperliche Gymnastik bleibt. Sie besteht aus einer gesammelten Aufmerksamkeit. Ablenkenden Gedanken wird keine Beachtung geschenkt, die Atmung wird von selbst fließender, bis man sich selbst vergißt, die ganze Aufmerksamkeit richtet sich nur noch auf bestimmte Energiezonen wie den Dan-Tien- oder Ming-Men-Punkt. So wird durch Stille und Versenkung die heilende Eigenenergie erweckt und wie ein schwaches Pflänzchen gehegt. Gerade auf diese geduldige, liebevolle Pflege der Lebensenergie, des Qi, legen die Chinesen großen Wert. Schon bald verspürt der Übende, daß seine Energie wächst, er fühlt sich wohl und gelassener. In der inneren Stille der tiefen Meditation, diesem Ruhezustand der Gehirnrinde (Cortex), verblassen die äußeren Reize, die wir häufig als quälend empfinden, und das Zellsystem, der Träger aller Lebensinformation, kann sich wieder regenerieren. So können Fehlinformationen bei der Zellreproduktion verhindert oder im Verlauf der Übung wieder repariert werden.

Westliche Menschen verstehen unter dem Begriff »Meditation« eher eine Art der Kontemplation oder Besinnung auf bestimmte geistige oder religiöse Vorstellungen. Die

Chinesen benutzen diesen Begriff überhaupt nicht, sondern führen statt dessen ihre »Stille-Übung« aus. Hinter diesem nüchternen Begriff liegt jedoch eine große geistige Disziplin verborgen. Jeder Mensch, der einmal versucht hat zu meditieren, weiß, wie schwierig es ist, innerlich still zu werden und an gar nichts zu denken. Denn gerade dann werden wir unaufhörlich durch unsere alltäglichen Gedanken abgelenkt, die nur darauf zu warten scheinen, sich auf uns zu stürzen. »Was soll ich morgen kochen?« – »Ich wollte doch noch Hans anrufen!« – »Was wohl Maria mit ihrer Bemerkung gemeint hat?« So oder ähnlich banal tönt es durch unser Gehirn, wenn wir uns niedergesetzt haben, um zu meditieren und zu uns selbst zu finden.

Deshalb werden beim Qi Gong die sinnlichen Eindrücke, die von der Außenwelt auf uns einströmen, abgelenkt, indem wir unsere Aufmerksamkeit auf die Bewegung richten oder während der Meditation uns nur locker auf bestimmte Energiezonen des Körpers konzentrieren. Wir sollten diesen Vorgang jedoch nicht mit fokussierender Konzentration verwechseln, die beträchtliche mentale Anstrengung erfordert und daher leicht zu Verkrampfungen führen kann. Mit gleichsam »freischwebender« Aufmerksamkeit verweilt der Übende zum Beispiel auf dem Dan-Tien-Gebiet und geht so der gedanklichen Ablenkung aus dem Weg. Allmählich wird diese »zweite« Aufmerksamkeit zur Gewohnheit und läßt Raum für eine umfassende, erfrischende und regenerative Kraft, die dann körperlich und mental heilend wirken kann.

Meiner eigenen Erfahrung nach dauert es nicht lange, bis eine korrekt ausgeführte Qi-Gong-Übung greift. Der Zeitpunkt, an dem sich der individuelle Erfolg der Übung bemerkbar macht, hängt von Art und Verlauf der jeweiligen Störung ab, und natürlich auch von der persönlichen Konstitution des betreffenden Menschen. Als erstes verbessert sich meist die Funktion der Haut, und der Schlaf wird tiefer. Schlafstörungen und Kreislaufstörungen bessern sich als nächstes. Allmählich stellen sich dann auch die anderen gewünschten Ergebnisse ein. Da Qi Gong ein System zur Regulation und zum Aufbau von Energie ist, kommt es des öfteren zu einem regulierenden Effekt: So wird z. B. durch dieselbe Übung ein hoher Blutdruck niedriger, und ein zu niedriger Blutdruckwert steigt dadurch an.

Seit ein paar Jahren wird in China ausgiebig geforscht: Man mißt den elektrischen Hautwiderstand, auch an Akupunkturpunkten, Hirnströme und Blutdruck werden vor und nach der Übung aufgezeichnet. Auch die Veränderung des Blutbildes wird beachtet. Daher liegen jetzt ausführliche Messungen aus Instituten und Universitäten der Volksrepublik China vor, die bestätigen, was seit alters von chinesischen Heilkundigen behauptet wird: Qi Gong ist ein umfassendes System zur Regulation der körperlichen und geistigen Funktionen des Menschen.

Die chinesische Atemtherapie erlebt heute eine Art Boom im eigenen Lande, wo sie während der Kulturrevolution verpönt, unterdrückt und sogar bei Strafe verboten war. Jetzt erlernen ausgebildete Mediziner dort die verschiedensten Qi-Gong-Systeme von älteren Menschen, die diese Künste noch beherrschen. Das große Interesse des Westens an diesen Heilweisen führt dazu, daß Qi Gong gelegentlich teuer verkauft wird. Die Vermittler preisen ihren eigenen Stil als den einzig authentischen an. Tatsächlich besteht Qi Gong aber aus einer Vielzahl von Übungen und Stilen, die alle authentisch sind. So kennt man zum Beispiel die »Wildgans«-Übungen, den Stil der »Fünf Elemente« (Hsing I), der »Acht Wandlungsphasen« (Pa Kua), der »Zwölf Tiere«, den »Fliegenden Kranich« und viele andere. Der Großteil dieser Übungen wurde nicht schriftlich niedergelegt. Die Lehrer der einzelnen Stile geben sie mündlich und praktisch an die Schüler weiter. Die persönliche Vermittlung steht im Vordergrund. Dies geschieht nach alter Tradition in der VR China, in Taiwan und auch in den modernen Geschäftsmetropolen Singapur und Hongkong. Es berührt eigen-artig, wenn man sieht, daß sich heute Top-Manager der so geschäftstüchtigen Chinesen dieser uralten Form der persönlichen Übermittlung unterziehen. Auch ich habe Qi Gong nicht anders gelernt.

Einige der Übungen sind so bekannt, daß sie zum Allgemeingut geworden sind. So weiß fast jeder im chinesischen Bereich, wie er Entspannung durch die U-Atmung oder energetischen Ausgleich durch die Sammlung auf den Dan-Tien-Punkt erreichen kann. Auch die vielpraktizierten Gesichts- und Kopfmassagen zur Stärkung der Sinnesorgane und der Konzentration gehören gewissermaßen zum Volksbrauch.

Qi Gong wird nicht nur zur allgemeinen Hebung des Wohlbefindens, sondern auch bei der Heilung schwerster Erkrankungen – sogar bei Krebs – eingesetzt. Bei derart schweren Störungen muß der Kranke allerdings täglich mehrere Stunden lang üben, um Erfolg zu haben! Die Menschen in asiatischen Ländern bringen bei der Behandlung solcher Krankheiten eher die nötige Geduld und den erforderlichen Einsatz mit. Uns dagegen erscheint es tatsächlich beinahe wie eine Zumutung, mehrere Stunden täglich mit Übungen zu verbringen, und es besteht viel eher der allgemeine Wunsch, sich vom Therapeuten bedienen zu lassen. Wie das morgendliche Zähneputzen sollten die Qi-Gong-Übungen zum selbstverständlichen Morgenritual gehören – ohne saubere Zähne fühlt man sich nicht frisch, und ohne morgendliches Qi Gong läßt die persönliche Energie zu wünschen übrig. Der Griff zur Pillenschachtel ist in der Tat leichter, als selbst etwas zur eigenen Heilung beizutragen. Wer seine Bequemlichkeit aber erst einmal überwunden hat und nach einiger Zeit mit Erfolg beschenkt wird, der kann mit verständlichem Stolz sagen: »Ich habe meine Kopfschmerzen selbst geheilt.« Es ist ein erhebendes und hoffnungsvolles Gefühl, zu spüren, wie im Verlauf der Übung die eigenen Energien anwachsen. Ein herrliches Triumphgefühl steigt im Menschen auf, das ihm versichert:

»Fürchte dich nicht, denn in dir selbst ist die heilende Energie, die dir hilft.«

In der westlichen und östlichen Auffassung von Bewegungsübungen gibt es grundlegende Unterschiede. Falls Sie sich mit Qi Gong befassen möchten, sollten Sie die vier Grundsätze der chinesischen energetischen Therapie beherzigen:

1. Die Bewegungen sind äußerst langsam
Wir würden sagen, es wird im Zeitlupentempo geübt.

2. Die Atmung bleibt natürlich
Befolgen Sie genau die speziellen Anweisungen, und unterlassen Sie es, den Atem nach Gutdünken zu dirigieren.

3. Die Übungen werden ohne jede Anstrengung ausgeführt
Üben Sie so, als ob Sie eine Marionette wären: Bewegen Sie Ihre Glieder ganz langsam.

4. Die Aufmerksamkeit bleibt während der Übung auf eine der Energiezonen gerichtet
Auch dies geschieht nicht mit angespannter Konzentration, sondern eher beiläufig.

Wenn Sie diese Punkte beherzigen, wird Qi Gong auch Ihnen **an jedem Tag** Frische, Heilung und Lebensfreude schenken.

Wir müssen also weg vom westlichen Verständnis des Sports, der für uns immer mit Anstrengung und Leistung verbunden ist. Im Qi Gong wird mit einer körperlichen Leichtigkeit geübt, die ihresgleichen sucht. Die Bewegungen sind so langsam und fließend, als würden sie unter Wasser ausgeführt, und diesen Ratschlag geben tatsächlich einige Qi-Gong-Lehrer ihren Schülern: »Üben Sie so, als ob Sie unter Wasser tanzen würden.«

Wenn der Schüler sich an diese Anweisungen hält, spürt er bald gleichsam den Widerstand der Luft, der ihn bei seinen Übungen trägt und hält. Die Feinheit dieser Bewegungen öffnet bestimmte Punkte und Leitbahnen des menschlichen Körpers, die dann das kosmische Qi in sich aufnehmen können. Die Übungen fungieren daher buchstäblich als ein morgendliches Energieritual, durch das Sie Energie in Ihren ganzen Körper aufnehmen – Energie, die Sie nicht nur mit neuer Dynamik und Kraft erfüllt, sondern die Sie auch innerlich ruhig und gelassen werden läßt.

Was Qi Gong alles kann

Qi Gong und Atemtherapie können in China auf eine lange Geschichte zurückblicken. Schon seit alter Zeit wird in der medizinischen Literatur darüber berichtet, denn es stellt einen wichtigen Teil der traditionellen chinesischen Medizin dar.

Die Atemübungen beinhalten Tu Na (Ein- und Ausatmen), Meditation, Stillsitzen, Atemregulation und Nei Gong (Innere Übung). Dem liegt die Erfahrung zugrunde, daß durch verschiedene vorgeschriebene Körperstellungen und Atem- und Meditationsübungen die Vitalenergie aktiviert wird. Dadurch werden Erkrankungen geheilt und die Gesundheit verbessert. In der Theorie der traditionellen chinesischen Medizin hat der Begriff Vitalenergie oder Qi viele Bedeutungen. Qi ist die Quelle aller menschlichen Existenz. Wenn ein Leben seinem Ende zugeht, verschwindet auch die Vitalenergie des betreffenden Menschen. Eine starke Vitalenergie erzeugt einen guten Gesundheitszustand, eine schwache Vitalenergie dagegen führt unweigerlich zu mangelhafter Gesundheit und schließlich zu Krankheit. Nun werden aber nicht alle Menschen mit der gleichen, »gerechten« Menge an Lebensenergie geboren, sondern es gibt in dieser Hinsicht beträchtliche Unterschiede. Jeder kennt Personen, die schon als Kinder schwächlich waren und ihr ganzes Leben hindurch sehr anfällig bleiben, während andere bis ins hohe Alter kräftig und vital sind. Durch Qi Gong haben diese vom Glück weniger begüterten Menschen, die mit einer schwachen Lebensenergie geboren wurden, eine sichere Möglichkeit, diese lebenswichtige Energie in sich aufzubauen. Auch Personen, die durch längere oder schwere Krankheit geschwächt sind, profitieren von der

Kräftigung und Stärkung, die diese Übungen schenken können.

Aus diesem Grund legt die traditionelle chinesische Medizin großen Wert darauf, daß die eigene Vitalenergie intensiv gepflegt wird.

Im 2000 Jahre alten »Huang Di Nei Jing«, dem Medizinklassiker des Gelben Kaisers, heißt es im Kapitel »Die natürliche Weisheit der Alten«: »Wenn ein Mensch völlig frei von Ehrgeiz und Wünschen ist, wird er wahrlich das echte Qi erhalten. Denn wie kann ein Mensch von Krankheiten angegriffen werden, wenn er seinen Geist innerlich sammelt?« Auch in unserer Zeit können wir diesen zunächst altmodisch wirkenden Satz anwenden. Es scheint beinahe so, als ob wir ihn noch besser begreifen könnten, seit wir erfahren haben, wie quälend der allgegenwärtige Streß ist. Voller Ehrgeiz zu sein, immer weiter zu kommen, immer schneller und besser zu werden, immer mehr zu haben ... Wer kennt nicht diese selbstverständliche Spirale des Nach-oben-kommen-Müssens, die immer mehr Menschen krank macht! Wie man im wirtschaftlichen Bereich ganz oben sein kann und dennoch innerlich so gesammelt, wie es das Huang Di Nei Jing anregt, demonstrieren uns die geschäftstüchtigen Chinesen der westlich orientierten Metropolen: Morgens, bevor sie zur Arbeit gehen, üben sie Qi Gong, um sich fit zu halten, und abends, um den Streß des Alltags von sich abzuschütteln. Die Qi-Gong-Übungen bauen die Lebenskraft auf, vermehren die Vitalenergie und beugen Erkrankungen vor. Qi ist die Grundlage des Lebens selbst, ohne Qi gibt es kein Leben. Tatsächlich übernimmt es die Rolle der Antriebskraft des Lebens. Die vitale Energie ist die Wurzel allen Lebens. Sie fördert das Wachstum des Körpers und eine gesunde Funktion der Organe. Ein reichlich fließendes Qi sorgt für Harmonie in den Organfunktionen, für einen gesunden Geist und einen vitalen Körper.

Qi Gong baut die Vitalenergie auf, heilt Erkrankungen und hilft, gesund zu bleiben. Es ist eine Heilmethode, die jeder für sich alleine üben kann. Es kombiniert Übungen der Ruhe mit Bewegungsübungen. Äußerlich kräftigt es die Sehnen, Knochen, Muskeln und die Haut. Innerlich verbessert es die Qualität der Hormone, stärkt die Vitalenergie und das Bewußtsein.

Qi Gong stellt eine wirksame Behandlung von sexuellen Störungen dar und verbessert die Qualität der männlichen und weiblichen Sexualhormone. Es wirkt bei Störungen der männlichen Geschlechtsorgane ebenso wie bei gynäkologischen Erkrankungen der Frau, wie Leukorrhoe (Ausfluß), Amenorrhoe (Ausbleiben der Periode), Uterusblutungen oder Dysmenorrhoe (schmerzhafte Periode).

Die Chinesen legen auffallend großen Wert auf die Erhaltung der Potenz oder, wie sie sagen, der Samenkraft. Das hat weniger mit einer Überbewertung der Sexualität zu tun als vielmehr damit, daß Sexualenergie und Lebensenergie als gleichwertig betrachtet werden. Nur bei gesunden Menschen ist daher die Sexualkraft gut und verspricht ein langes Leben. In China kennt man verschiedenartige Formen von körperlichen Energien, z. B. die pränatale (vorgeburtliche) Energie, zu der man mit Hilfe der Hsing-I-Übung zurückfinden kann, oder die Abwehr-Energie, die den Körper vor eindringenden Störungen schützt. Eine der wichtigsten Qi-Formen ist nun die Ching-Energie, die auch Samen- oder Ovarenergie genannt wird. Ching wird beim Mann im Sperma und bei der Frau in den Ovarien gespeichert. Durch häufige unwillkürliche Samenergüsse verliert der Mann wertvolles Ching und damit auch seine Vitalkraft. Das führt nach chinesischer Auffassung zu frühzeitiger Alterung, Hören und Sehen verschlechtern sich, die Haare werden grau und fallen aus. Eine umfassende Erschöpfung tritt ein, denn die gesamte Widerstandskraft sinkt herab. Für die Chinesen stellen deshalb derartige Sexualstörungen einen lebensbedrohlichen Zustand dar, der unbedingt behandelt werden muß; das gilt sowohl für Männer als auch für Frauen.

Die alten Chinesen gingen sogar so weit, daß sie bestimmten Arten des Geschlechtsverkehrs Heilwirkung zuschrieben. Diese Techniken sind genauer beschrieben, anschaulich illustriert und jetzt auch in deutscher Sprache erhältlich.

Auch Personen, die an Verdauungsschwäche und Durchfall leiden, werden Nutzen aus Qi Gong ziehen, verbessert es doch die Funktionen des Magens, der Nieren und der Milz. Diese drei Organe sind nämlich nach chinesischer Vorstellung hauptsächlich an der Entstehung von Verdauungsstörungen beteiligt. Kurz gesagt: Das morgendliche Qi Gong gibt Energie für den ganzen Tag und stärkt die gesamte Vitalenergie des Menschen. Es verhilft dazu, daß die inneren Organe ihre normalen Funktionen und ihre physiologischen Aufgaben erfüllen können.

Qi-Gong-Übungen erhalten das energetische Gleichgewicht. Die traditionelle chinesische Medizin glaubt, daß sich ein gesundes Leben nur aus dem Gleichgewicht von Körper und Geist ergeben kann. Eine Störung dieser Balance führt zu Krankheit. Traditionelle chinesische Ärzte schenken diesem Energiegleichgewicht daher viel Aufmerksamkeit, wenn sie die Entwicklung von Krankheiten und deren Diagnose und Behandlung erforschen. Qi-Gong-Übungen erhalten dieses Gleichgewicht und leisten damit einen unschätzbaren Beitrag zur Gesunderhaltung. Denken wir auch daran, daß im alten China die Ärzte nur dann bezahlt wurden, wenn sie eine Familie gesund erhielten. Wenn ein Familienmitglied tatsächlich krank wurde, legte man dies dem unsorgfältigen Arzt zur Last. Sie können jetzt selbst die Verantwortung übernehmen und mit den täglichen Qi-Gong-Übungen dafür sorgen, daß Ihre Energien im Gleichgewicht sind und Sie erst gar nicht krank werden. Aus eigener Erfahrung weiß ich, daß die jährliche Grippe oder andere Infektionskrankheiten tatsächlich durch die Qi-Gong-Übungen ferngehalten werden!

Das Üben von Qi Gong im Zustand der tiefen Meditation verschafft dem Nervensystem Erleichterung vom allgegenwärtigen Streß unseres Alltags und stellt so das Energiegleichgewicht wieder her. Auch Organsysteme, die an Über- oder Unterfunktion leiden, werden auf diese Art und Weise wieder in einen gesunden Kreislauf eingegliedert.

Qi Gong hält die Haupt- und Nebenkanäle in Form und reguliert die Blutzirkulation. Nach chinesischer Lehre fließt die Energie in Leitbahnen oder Kanälen durch den menschlichen Körper. Diese Kanäle durchziehen den ganzen Körper wie ein Netz. Jedem einzelnen Organ ist eine ganz spezielle Leitbahn oder Linie zugeordnet, die zu ihm führt und die in der Akupunktur auch Meridian genannt wird. Auf diesen Leitbahnen liegen die Akupunkturpunkte, mit denen der Akupunkteur eine Energieumleitung und -regulation vornimmt. Es gibt zwölf Hauptmeridiane und acht Sondermeridiane, die sich im ganzen Körper verzweigen.

In jüngerer Zeit konnte das System der Energieleitbahnen durch einen wissenschaftlichen Versuch bewiesen werden. Man spritzte einem Probanden stark verdünnte Phosphorlösung in die Fingerspitzen und beobachtete ihn dann unter dem Röntgenschirm. Tatsächlich flimmerten die Akupunkturpunkte der betreffenden Leitbahn auf und folgten genau derselben Verlaufslinie, die von den alten chinesischen Ärzten angegeben wurde. So wurde die jahrtausendealte Medizintheorie mit modernen, wissenschaftlichen Methoden in der VR China sichtbar gemacht.

Diese Haupt- und Nebenkanäle dienen der Blutzirkulation, verbinden die inneren Organe und leiten Störungen so lange weiter, bis wir sie als Krankheitssymptome wahrnehmen. Sie sind tatsächliche, jedoch unsichtbare Bestandteile des menschlichen Körpers, die physiologische, pathologische und funktionelle Informationen weiterleiten. Arbeitet das Netzwerk dieser Kanäle physiologisch normal, dann zirkulieren Blut und Qi sanft im Körper, die einzelnen Organe wirken harmonisch zusammen, und Körper und Geist sind voller Vitalität. Wenn dagegen krankmachende Veränderungen in die Funktionen und Strukturen eindringen, dann geraten Blut und Qi ins Stocken, zwischen den Organen entstehen Dissonanzen, und die Vitalität nimmt ab. Qi Gong heilt Erkrankungen und bewahrt einen guten Gesundheitszustand, da es positiv regulierend in das Netzwerk dieser Energie-Kanäle eingreift.

Ein weiterer Grundsatz der chinesischen Medizin ist, die verschiedenen Teile des menschlichen Körpers als eine organische Gesamtheit zu sehen. Sowohl die Idee des energetischen Gleichgewichts als auch die der Leitbahnen unterstützen diesen Gedanken. Für uns mag es befremdend klingen, daß auch die Gefühle als Teile des Körpers angesehen werden. Die Chinesen verstehen sie keinesfalls als etwas Seelisches, sie sind ihrer Überzeugung nach nur Ausdruck von ausgeglichenen oder unausgeglichenen Körperfunktionen.

Tatsächlich haben die chinesischen Mediziner jedem Organ eine bestimmte Gefühlsqualität zugeordnet: der Niere Angst und Panik; dem Herzen Ungeduld und Hast; der Leber Zorn und Wut; der Lunge Grübeln und Melancholie; dem Magen Sorgen. Wenn diese negativen Emotionen im Übermaß vorhanden sind, dann schädigen sie das betreffende Organ. Auch in der westlichen Medizin kennen wir teilweise die Zusammenhänge der Psychosomatik: Man spricht z. B. von einer »Schockniere« oder davon, daß uns etwas »auf den Magen geschlagen ist«, und wir wissen, wie wichtig die Psychohygiene ist, um gesund zu bleiben.

Auch Qi Gong lebt aus dieser Theorie. Obwohl sich Qi Gong hauptsächlich mit den inneren Ursachen von Störungen beschäftigt, kennt es doch auch äußere Faktoren, die die Gesundheit angreifen können. In der traditionellen chinesischen Medizin zählen Gefühle wie Glück, Ärger, Sorgen, Gier, Trauer und Angst zu den inneren Ursachen. Die äußeren Krankheitsfaktoren dagegen sind Zugluft, Kälte, Hitze, Feuchtigkeit, Trockenheit und Nässe.

Ausgeglichenheit ist daher einer der wichtigsten Gesichtspunkte, um gesund zu werden oder zu bleiben. Qi Gong erfüllt Sie am Morgen nicht nur mit der nötigen Energie und Dynamik für den ganzen Tag, sondern es sorgt auch dafür, daß Sie den Anforderungen des Tages gelassen und ausgeglichen gegenübertreten können. Obwohl Qi Gong im allgemeinen sehr besänftigend auf die menschliche Seele einwirkt, sollten Sie jedoch niemals üben, wenn Sie selbst gerade gehetzt, gestreßt oder wütend sind. Denn durch die Öffnung der Energiekanäle des Körpers leiten Sie diese starke und schädliche Gefühlsenergie dann tief in den Körper hinein. Versuchen Sie also unter diesen Umständen erst einmal auf eine andere Art und Weise den Dampf abzulassen – vielleicht während eines längeren Spaziergangs oder in einem klärenden Gespräch –, bevor Sie Ihre Qi-Gong-Übung wiederaufnehmen.

Starke Emotionen wie übermäßige Glücksgefühle, Ärger, Sorgen, Gier, Trauer, Furcht und Schrecken sollen nach Möglichkeit vermieden werden, denn diese Gefühlszustände werden als innere Ursachen für Erkrankungen angesehen. Diese chinesische Auffassung erinnert mich immer wieder an das alte christliche Konzept der Todsünden, zu denen ja nur überstarke Emotionen gerechnet werden. Neid, Gier, Zorn und übermäßiges sexuelles Verlangen gehören beispielsweise dazu. Daß wir vor diesen Todsünden gewarnt werden, hat vor allem seinen Grund darin, daß wir uns selbst damit zerstören können. Ausgeglichenheit heißt hier wie dort das Zauberwort.

Das ist natürlich leichter gesagt als getan – wie vermeidet man schon solche Gefühle, die uns ja aus heiterem Himmel zu treffen scheinen? Es ist jedoch tatsächlich nach einiger Übung und innerer Arbeit an sich möglich, den Zustand der Ausgeglichenheit zu erreichen und – zwar nicht durchgehend, aber doch länger – zu halten. Qi Gong kann Ihnen dabei helfen, daß Sie nicht mehr zum Spielball Ihrer Emotionen werden, allerdings erst, wenn Sie einige Zeit geübt haben. Für westliche Ohren hört es sich ziemlich ungewohnt an, daß auch eine »positive« Emotion, wie Freude, im Übermaß schädlich sein kann. Wer von uns kennt jedoch nicht das Herzklopfen und die Unruhe, die sich nach einer freudigen Überraschung einstellten und uns nicht einschlafen ließen? Und schließlich hört man immer wieder von Menschen, die – als beim Fußball das ersehnte Tor fiel oder als sie in einem Preisausschreiben gewannen – einen Herzinfarkt erlitten: Zuviel Freude schädigt das

Herz! An diesem Beispiel bestätigt sich die traditionelle chinesische Auffassung, daß zuviel Freude das Herz-Kreislauf-System angreift.

Aber auch äußere Faktoren wie Wetter oder Ernährung sollten beachtet werden. Wenn Sie im Freien üben, sollten Sie sich einen geschützten Platz suchen, denn Wind, Hitze oder Nässe behindern die Übung. Bei starken Wetterschwankungen ist, ebenso wie bei heftigen Emotionen, das Üben verboten. Der Grund dafür ist, daß der Körper schon genug damit zu tun hat, sich den Umständen anzupassen und mit sich selbst ins reine zu kommen. Zu dieser Anpassung braucht er seine Zeit und soll daher in Ruhe gelassen werden.

Was die **Ernährung** betrifft, so wird empfohlen, etwas von allen Nahrungsmitteln zu sich zu nehmen, also eine Auswahl von Getreide, Obst, Gemüse und auch ein wenig Fleisch oder Fisch. Essen Sie von allem etwas, aber nur wenig. Die riesigen Fleischportionen des Westens rufen in den meisten Chinesen nur Ekel hervor und sind aus den verschiedensten Gründen auch nicht mehr als gesund und nahrhaft zu betrachten. Nach neuesten, durch aufwendige Labortests bewiesenen Erkenntnissen und Untersuchungsreihen an Tausenden von Patienten wird heute empfohlen, sich an eine Ernährung zu halten, die auf dem »Rotationsprinzip« basiert. Diese Ernährungsform unterscheidet sich von allen bisher üblichen Diätempfehlungen, denn kein Nahrungsmittel wird dabei verboten. Alle Nahrungsmittel sollen jedoch nur einmal innerhalb von vier Tagen verzehrt werden; denn der menschliche Körper benötigt vier Tage, um ein Nahrungsmittel vollkommen zu verdauen und es wieder auszuscheiden. In der Praxis bedeutet das, wenn Sie montags z. B. Kartoffeln essen, sollten Sie erst wieder am Freitag Kartoffeln zu sich nehmen. Natürlich betrifft dies alle Nahrungsmittel, auch Milchprodukte, Kaffee oder Eier, unabhängig davon, wie »gesund« sie eingeschätzt werden. Dadurch wird verhindert, daß sich ein ganz bestimmtes Nahrungsmittel im Körper anreichert und zum Allergen wird.

Diese Ernährungsform wirkt sehr wohltuend und kräftigend auf den ganzen Körper, sie stärkt das Immunsystem und regt den Stoffwechsel an. Das Rotationsprinzip wird besonders bei Allergien, Stoffwechselstörungen und hormonellen Fehlregulationen empfohlen. Künstliche und denaturierte Nahrungsmittel, Fertigprodukte, Lightprodukte und übermäßiger Konsum von Milch, Fleisch und Eiern sollten auf der Verbotsliste stehen und vermieden werden.

2 Qi-Gong-Übungen

Aus der ungeheuren Vielzahl von Qi-Gong-Übungen wurden hier drei einfache und sehr wirksame Grundübungen ausgewählt, die Energie und Entspannung bringen:

- die »Innere ernährende Übung«, die dem Körper Energie zuführt und diese speichert
- die »Belebende Übung« fördert die Konzentration und Entspannung
- die »Fitneß-Übung«, eine chinesische Hausapotheke der Bewegung.

Dieses Grundprogramm von stillen und bewegten Übungen wird zusätzlich durch ergänzende Qi-Gong-Übungen bereichert. Sie können selbst eine Auswahl treffen und sich Ihr eigenes Programm zusammenstellen. Richten Sie sich dabei nach den im zweiten Teil des Buches angegebenen Indikationen, d. h., Sie finden unter dem Namen einer Gesundheitsstörung die zur Heilung nötigen Übungen angegeben.

All diese Übungen zeigten bei der Behandlung und den Überprüfungen gute Ergebnisse. Weitere Übungen ergänzen diese Hauptübungen und sind bei verschiedenen Störungen und zur Gesunderhaltung hilfreich. Wählen Sie die Position, Atemtechnik oder Art der Sammlung aus, die am besten Ihrer körperlichen Kondition und der Behandlung Ihrer Erkrankung entspricht. Vermeiden Sie beim Üben jede Überanstrengung. Qi Gong ist kein Leistungssport! Wenn Ihnen z. B. der Lotossitz schwerfällt, können Sie Qi Gong mit gleicher Wirkung auch im leichteren Schneidersitz ausführen.

Jede einzelne Qi-Gong-Übung besteht aus einer Kombination von Körperhaltung, kurz Position genannt, Atemtechnik und der Konzentration auf bestimmte Körperzonen.

Die »Innere ernährende Übung« – gibt Energie und speichert sie

Diese Übung ist eine der wichtigsten und bekanntesten des stillen Qi Gong. Der Übende reguliert und beobachtet seine Atemzüge, dabei wiederholt er innerlich bestimmte Worte oder Sätze, die Zunge berührt währenddessen den Gaumen. Beginnen Sie damit, die Zunge zuerst an den oberen Gaumen und hinter die Schneidezähne zu legen. Nach einiger Zeit können Sie dazu übergehen, die Zunge nach oben einzurollen und mit der Zungenspitze den weichen Gaumen in der hinteren Zone der Mundhöhle zu berühren. Sie werden bald verstärkten Speichelfluß bemerken. Dieser Speichel wird von den Chinesen als »himmlischer Nektar« bezeichnet, er gilt als kostbares Lebenselixier und sollte in kleinen Schlückchen hinuntergeschluckt werden. So ungewohnt es zunächst scheinen mag, die Zunge am weichen Gaumen zu halten – Sie werden diese Stellung bald ganz selbstverständlich einnehmen können. In dieser Lage werden nämlich die beiden Meridiane, die genau senkrecht entlang der Körpermitte verlaufen, miteinander verbunden. Dadurch fließt die Energie ungehindert durch diese beiden Leitbahnen und verteilt sich von dort im ganzen Körper. Ich konnte feststellen, daß allein die Lagerung der Zunge am weichen Gaumen so beruhigend wirkt, daß es richtig schwerfällt, diese Haltung aufzugeben, um z. B. ein Telefongespräch zu führen.

Gleichzeitig konzentriert man sich während der Übung auf seine Vitalenergie und lenkt sie mit Hilfe der Vorstellungskraft zum Dan-Tien-Punkt hinunter. Anfangs gelingt das natürlich nur mit Hilfe der Imagination. Nach einiger Übungszeit können Sie jedoch die Vitalenergie tatsächlich wahrnehmen. Das geschieht oft in Form von Wärme oder einem strahlenden, wärmenden Gefühl, das sich im Bauchraum sammelt oder die Energielinien entlangläuft.

Diese Übung beruhigt die Gehirntätigkeit und belebt die inneren Organe.

Der Dan-Tien-Punkt liegt etwa zweieinhalb Fingerbreit

unterhalb des Nabels und etwa ebenso tief im Bauchraum selbst. Sie können die Übung in allen vier Körperhaltungen ausführen, die anschließend beschrieben werden.

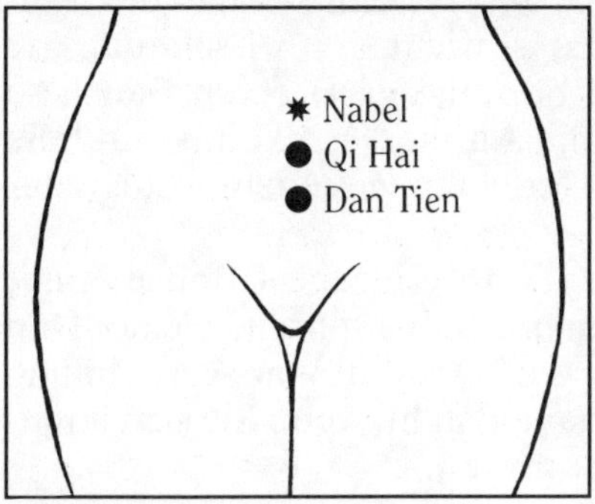

Die Abbildung (links) zeigt die genaue Lage der Energiepunkte Dan Tien und Qi Hai.

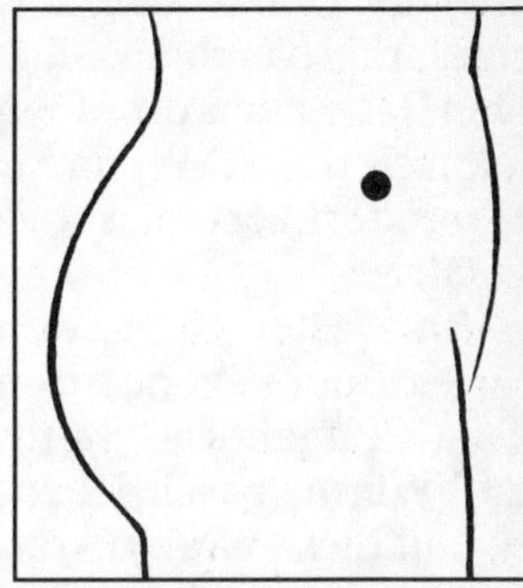

Die Abbildung (rechts) zeigt den Dan-Tien-Punkt im Inneren des Bauches.

Das Dan-Tien-Gebiet unterhalb des Nabels ist nach chinesischer Vorstellung ein Speicher der Energie. Die genaue Lage dieser Zone wird in den verschiedenen Schriften zur chinesischen Medizin und Atemtherapie abweichend geschildert. Der Dan Tien wird zwar im allgemeinen Sprachgebrauch immer wieder als Punkt bezeichnet, doch es handelt sich eher um eine fünfmarkstückgroße Zone, die einen energetischen Speicher bildet. So gesehen ist es nicht von Bedeutung, wenn die Entfernung vom Nabel mit zwei oder drei Fingerbreit angegeben wird. Taoisten sehen den Dan Tien genau unter dem Nabel selbst lokalisiert. Am leichtesten finden Sie diese Zone, wenn Sie Ihre Hand auf den Nabel legen und drei Fingerbreit nach unten messen. Der Dan Tien liegt dann genau unter dem Nabel und auf einer senkrecht gedachten Linie, die den Körper an seiner Vorderseite in zwei Hälften teilt.

In der Akupunktur ist diese Linie als Konzeptionsgefäß oder Jen Mo bekannt. Der Akupunkturpunkt Qi Hai, »Meer der Energie«, liegt eineinhalb Daumenbreit unterhalb des Nabels auf dieser Linie. Es ist anzunehmen, daß diese beiden Energiezentren identisch sind. Sie werden nach einiger Übungszeit bemerken, daß sich die Energie am Dan Tien strahlenförmig ausbreitet und somit den ganzen Unterbauch ausfüllt. Es ist wichtig zu wissen, daß der Dan Tien auch drei Fingerbreit in der Tiefe im Bauch zu lokalisieren ist. Wenn Sie die Aufmerksamkeit nur auf die Hautoberfläche dieser Zone richten, geschieht wenig oder nichts.

Am besten ist es, wenn Sie Ihre eigene Erfahrung mit dieser Energiezone machen und dabei spüren, wie der Dan Tien »aufgeht«. Damit wird das Gefühl von Ausdehnung und Wärme beschrieben, das entsteht, wenn Sie sich intensiv auf diesen Punkt konzentrieren.

Die vier Körperhaltungen für die »Innere ernährende Übung«

Lassen Sie sich nicht dadurch verwirren, daß die »Innere ernährende« und die »Belebende Übung« jeweils in verschiedenen Körperhaltungen möglich sind. Auch die Arten der Atmung variieren. Die Chinesen kennen auf diesem Gebiet keine strengen Verordnungen, sondern schöpfen aus einer Vielfalt von Übungen und Variationen. Freuen Sie sich also lieber an dem Freiraum, der Ihnen geschenkt wird, und wählen Sie die Lage oder Atemtechnik, mit der Sie sich am wohlsten fühlen, aus.

Folgende Körperhaltungen können je nach Belieben mit den nachfolgend beschriebenen Atemtechniken und Sammlungsmethoden kombiniert werden.

1. Seitenlage: Legen Sie sich in Seitenlage hin. Halten Sie dabei den Kopf nicht starr und gerade, sondern eher locker gebogen. Legen Sie dazu ein Kissen unter, das Kopf und Nacken abstützt. Lagern Sie auch die Wirbelsäule in einem leichten Bogen, und vermeiden Sie eine starre, ausgestreckte Haltung beim Liegen.

Wenn Sie auf der rechten Seite liegen, so legen Sie Ihre rechte Hand mit locker ausgestreckten Fingern unter den Kopf. Die Handfläche sieht dabei nach oben. Strecken Sie dann den linken Arm natürlich aus, und legen Sie die Handfläche auf den linken Oberschenkel. Winkeln Sie nun Ihr linkes Bein in einem 120-Grad-Winkel im Knie an, und legen Sie es locker auf Ihr rechtes Bein. Wenn Sie auf der linken Seite liegen, machen Sie es genau umgekehrt. Lassen Sie die Augen offen, denn schließlich sollen Sie nicht einschlafen! Die Lippen bleiben offen oder geschlossen, je nach der Atemtechnik, die Sie ausgewählt haben (siehe unten).

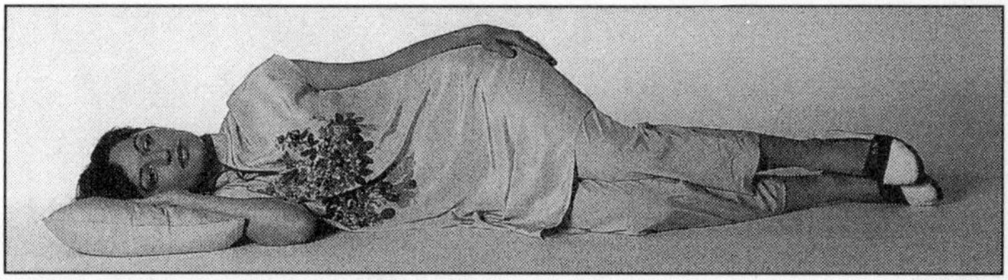

Foto 1: Seitenlage

2. Rückenlage: Legen Sie sich flach mit dem Rücken auf eine Unterlage, am besten mit einem kleinen Kissen unter dem Kopf. Die Arme liegen locker ausgestreckt entlang der Körperseiten, die Finger werden ebenfalls locker ausgestreckt, die Handflächen liegen auf der Unterlage. Auch die Beine sind ausgestreckt, die Fersen berühren sich, die Fußspitzen jedoch nicht. Wählen Sie dieselbe Augen- und Lippenhaltung wie bei der ersten Position.

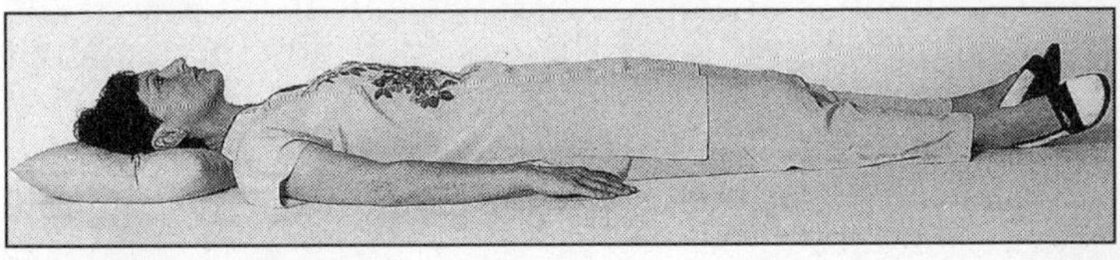

Foto 2: Rückenlage

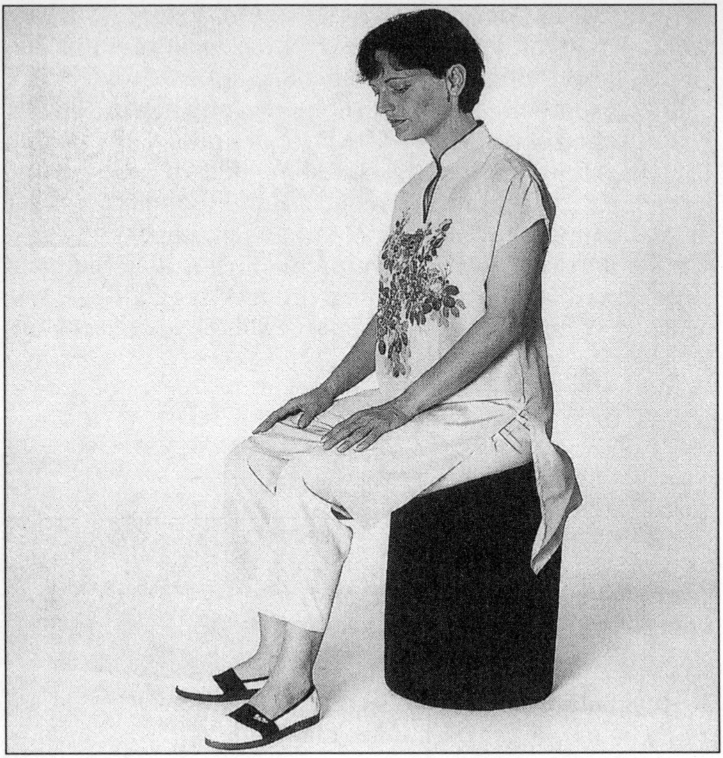

Foto 3: Sitzhaltung

3. Sitzhaltung: Setzen Sie sich aufrecht auf einen Stuhl. Der Kopf befindet sich in einer entspannten Haltung, und die Schultern sind natürlich gelockert. Versuchen Sie, auch Ihren Brustkorb zu entspannen. Legen Sie Ihre Handflächen locker auf die Knie; Beine und Füße sind im Abstand Ihrer Schulterbreite auseinandergestellt. Korrigieren Sie die Sitzhöhe mittels eines Kissens oder mit einer anderen Unterlage so lange, bis Ihre Knie einen 90-Grad-Winkel und die Unterschenkel einen rechten Winkel zum Boden bilden. Wählen Sie dieselbe Augen- und Lippenhaltung wie in der ersten Position.

4. Stärkungsstellung: Legen Sie sich auf den Rücken, wie zuvor unter »Rückenlage« beschrieben. Stützen Sie Ihren Kopf mit einem Polster ab, das mehr als zwei Handbreit (20–25 cm) hoch ist. Schultern und Wirbelsäule werden ebenfalls unterpolstert, so daß sich eine Art Gefälle bildet. Die Beine liegen locker nebeneinander, die Arme seitlich am Körper, und die Handflächen berühren die Außenseite der Oberschenkel.

Das Besondere an dieser Lage ist, daß durch die Unterstützung des Brustkorbs die Lungen gedehnt werden. Auf diese Art und Weise kann das Qi aus der Luft besser aufgenommen und verwertet werden. Nach chinesischer Vorstellung nimmt der menschliche Körper etwa 30 Prozent der zum Leben benötigten Energie durch den Atem auf.

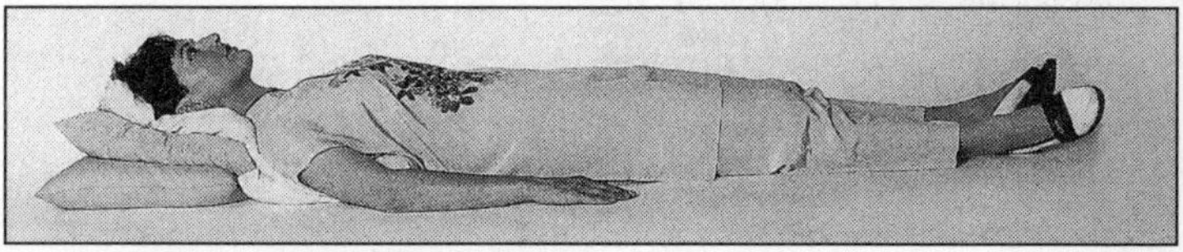

Foto 4: Stärkungsstellung

Gewöhnlich beginnt man beim Üben zuerst mit der ersten oder zweiten Haltung. Wählen Sie entweder die Rücken- oder Seitenlage, je nach Art der Erkrankung und Ihrer persönlichen Vorliebe. Menschen, die an Magengeschwüren, chronischer Gastritis oder Magensenkung leiden, sollten auf der rechten Seite liegen, weil sich der Zwölffingerdarm auf der rechten Körperseite befindet und sich in dieser Lage der Mageninhalt leichter entleeren kann. Sie können aber auch abwechselnd im Liegen oder Sitzen üben. Die Stärkungsposition sollte erst später und nach einiger Übungszeit hinzugenommen werden, um den Körper zusätzlich zu stärken.

Atemtechniken für die »Innere ernährende Übung«

In diesen vier Stellungen führt man nun folgende Atemtechniken aus. Während der »Inneren ernährenden Übung« sollten Sie eine kombinierte Atemregulation verwenden, die sich aus Atmen, Atemanhalten und Zungenbewegungen zusammensetzt. Gleichzeitig wiederholen Sie innerlich Worte oder Sätze, die eine beruhigende Wirkung auf Sie haben. Es gibt drei Atemtechniken für die »Innere ernährende Übung«:

1. Atemtechnik: Halten Sie die Lippen leicht geschlossen. Atmen Sie zuerst durch die Nase ein, und lenken Sie dann den Atem in Ihrer Vorstellung zum Dan-Tien-Gebiet unterhalb des Nabels hinunter. Atmen Sie jetzt nicht sofort wieder aus, sondern halten Sie den Atem ein wenig an. Erst dann atmen Sie langsam aus. Der ganze Vorgang spielt sich folgendermaßen ab: Einatmen – Atem anhalten – Ausatmen.

Beim Einatmen berühren Sie mit der Zungenspitze den Gaumen, beim Ausatmen senken Sie die Zunge wieder. Gleichzeitig wiederholen Sie innerlich einige beruhigende Worte oder Sätze. Im allgemeinen beginnt man mit höchstens drei Worten und fügt eventuell allmählich weitere hinzu; verwenden Sie aber nicht zu viele Worte oder zu lange Sätze, und wählen Sie Begriffe, die Ruhe, Entspannung, Schönheit und Gesundheit beinhalten. Die gebräuchlichsten Formulierungen sind: »Ich bin ganz ruhig«, »Ich bin entspannt«, »Ich bin gesund«, »Ich bin ruhig«.

Diese Worte oder Sätze müssen Sie sowohl mit dem Atem als auch mit den Zungenbewegungen koordinieren. Es erfordert erfahrungsgemäß einige Übung, bis dies mühelos und ohne nachzudenken gelingt. Beginnen Sie daher zuerst mit einem einfachen Begriff wie »Stille«, »Ruhe« oder »Heilung«, bevor Sie sich an kleine Sätze wagen. Denken Sie Ihre Worte oder Ihren Satz ganz langsam, wenn Sie einatmen, und beim Ausatmen enden Sie damit.

2. Atemtechnik: Atmen Sie durch die Nase oder durch Mund und Nase. Sowohl die Ein- als auch die Ausatmung vollziehen sich langsam ohne Unterbrechungen oder Atemanhalten. Halten Sie Ihren Atem am Ende jeder Ausatmung ein wenig an. Der Vorgang ist folgendermaßen: Einatmen – Ausatmen – Atem anhalten.

Wie bei der ersten Technik wiederholen Sie innerlich ein Wort oder einen Satz, beenden aber jeden Begriff oder Satz schon, wenn Sie das Atemanhalten abgeschlossen haben. Bei Beginn der Einatmung berühren Sie mit der Zungenspitze den Gaumen. Senken Sie die Zunge, wenn Sie mit der Ausatmung beginnen, und halten Sie die Zunge so lange gesenkt, bis Sie wieder mit der nächsten Einatmung beginnen.

3. Atemtechnik: Diese Technik ist etwas schwieriger zu lernen und durchzuführen. Überlegen Sie sich einen Satz mit drei Wörtern, atmen Sie dann durch die Nase ein, und halten Sie den Atem an. Bei der Einatmung denken Sie an das erste Wort, die Zunge berührt dabei den Gaumen. Halten Sie nun den Atem an, und denken Sie dabei an das zweite Wort, ohne dabei die Lage der Zunge zu verändern. Anschließend atmen Sie noch tiefer ein, dabei stellen Sie sich vor, daß Sie den Atem zum Dan Tien hinunterlenken. Gleichzeitig denken Sie an das dritte Wort. Atmen Sie so lange und ruhig aus, bis Sie wieder einatmen müssen, halten Sie dabei den Atem nicht an, und lassen Sie die Zunge wieder herabsinken. Beginnen Sie dann mit einer neuen Folge. Der Vorgang ist folgendermaßen: Einatmen – Atem anhalten – wiederum Einatmen – Ausatmen.

Die Wiederholung der Worte hat den Zweck, ablenkende Gedanken fernzuhalten. Gleichzeitig unterstützen die Sätze im Laufe der Zeit die physiologischen Vorgänge im Körper, auf die sie abgestimmt sind.

Die Auswahl der entsprechenden Worte ergibt sich aus dem Charakter der jeweiligen Erkrankung. Eine nervöse Person sollte Sätze wie »Ich bin ganz ruhig« oder »Ich bin gesund, ich bin ruhig« wählen. Wenn Sie an Spannungs-

und Druckgefühlen im Brustkorb leiden, sollten Sie den Satz wählen: »Ich atme tief und leicht.«

Verwenden Sie anfangs nur wenige Worte. Später, wenn Sie gelernt haben, sanft und tief zu atmen, können Sie auch einen längeren Satz nehmen. Wir möchten darauf hinweisen, daß das innere Wiederholen von Sätzen nur eine unterstützende Funktion ausübt. Es gibt keine exakte Regel dafür, wie lange und wie oft diese Sätze wiederholt werden sollen, der Übende kann es für sich selbst entscheiden. Achten Sie aber darauf, nicht zu viele Worte oder zu komplizierte Sätze zu verwenden. Ich glaube, daß Sie sich nicht mit allzu vielen Worten oder Sätzen abplagen sollten. Diese Bemühungen entarten nämlich meist wieder in Streß und verhindern, daß Sie zu innerer Ruhe finden. All Ihre Wünsche können Sie sowieso nicht in einen einzigen Satz packen, und daher empfehle ich eine weise Beschränkung auf Worte, die eine heilende Schwingung haben wie »Heil« oder »gesund«, »Ruhe«, »Entspannen« oder ähnliches.

Meditations-Methoden

Richten Sie während der Übung Ihre Aufmerksamkeit auf einen Punkt oder eine Zone Ihres Körpers; auf diese Art und Weise können ablenkende Gedanken ferngehalten werden. Diese Sammlung oder Konzentration ist sehr wichtig bei der chinesischen energetischen Therapie. Es gibt drei verschiedene Methoden, um die Aufmerksamkeit während der »Inneren ernährenden Übung« zu bewahren. Diese Sammlung oder Ausrichtung der Aufmerksamkeit auf ein Organ, eine Körperzone oder einen Vorgang wie den Atem, die chinesische Mediziner von alters her empfehlen, konnte vor einigen Jahren von amerikanischen Wissenschaftlern näher beleuchtet werden. Dr. A. Katcher von der Universität Pennsylvania stellte während einer Versuchsreihe fest, daß sich der Blutdruck signifikant senkte, wenn der Proband im entspannten Zustand aufmerksam auf einen äußeren Vorgang achtete. Zu diesem Zweck ließ er Testpersonen Fische, die sich in einem

Aquarium bewegten, beobachten. Erfolgte die Entspannung nur dadurch, daß die Versuchspersonen in einem bequemen Sessel saßen und eine weiße Wand betrachteten, so blieben die Blutdruckwerte viel höher als bei jenen, die der Bewegung der Fische folgten. Daraus können wir sehen, daß eine Entspannung mit Ausrichtung der Aufmerksamkeit schneller eintritt und eine tiefere Wirkung hat. Wir können dieser Untersuchung ebenfalls entnehmen, daß Techniken wie die des Qi Gong einen tiefgreifenden Einfluß auf das Kreislauf- und Nervensystem des Menschen haben.

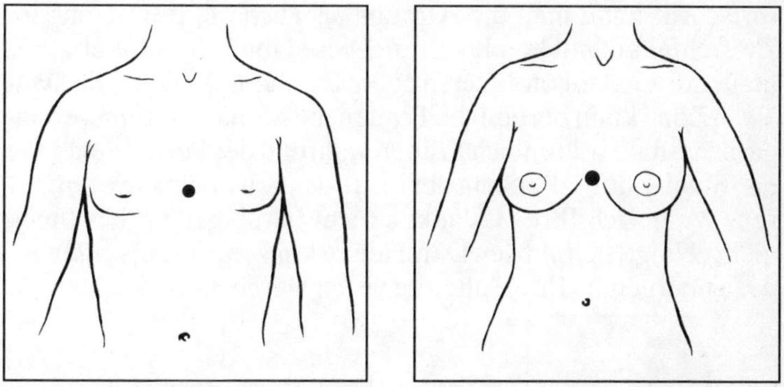

Die Abbildung zeigt den Shan-Zhong-Punkt, der in der Mitte zwischen den Brustwarzen liegt.

Sammlung auf den Dan Tien: Der Dan-Tien-Punkt stellt eine wichtige Zone beim Qi Gong dar. Er liegt beim Akupunkturpunkt Qi Hai, etwa zwei Fingerbreit unterhalb des Nabels (siehe auch Abb. Seite 35). Die alten chinesischen Ärzte waren der Meinung, daß im Qi-Hai-Punkt die Vitalenergie entsteht und gespeichert wird. Wenn Sie täglich Ihre Aufmerksamkeit mehrmals auf das Dan-Tien-Gebiet richten, können Sie alle Arten von Erkrankungen abwehren. Denken Sie an den Dan Tien als eine kleine runde Zone unterhalb des Nabels und 3–5 cm tief im Inneren des Bauches. Sie spüren dann eine Wärme, die sich allmählich im Unterbauch ausbreitet.

Sammlung auf den Shan-Zhong-Punkt: Richten Sie während der Übung Ihre Aufmerksamkeit auf den Shan-Zhong-Punkt, der auf dem Brustbein genau in der Mitte zwischen den Brustwarzen liegt. Diese Meditation eignet sich besonders für Frauen während der Monatsblutung.
Sammlung auf die Zehen: Schließen Sie sanft Ihre Augen, so daß nur noch ein Lichtschimmer eindringt. Blicken Sie mit halbgeschlossenen Augen auf Ihre Zehen, und schließen Sie Ihre Augen dann ganz. Stellen Sie sich Ihre Zehen nun bildlich vor.

Im allgemeinen ist die innere Sammlung auf den Dan Tien der beste Weg, sie erfüllt Sie mit Ruhe und Energie. Je nach Übungsfortschritt kann man die Atmung als auch die Bewegung des Zwerchfells damit kombinieren. Diese Übung hilft Ihnen auch, quälende Gedanken zu zerstreuen. Die Sammlung auf die Dan-Tien-Zone kann bei einigen Frauen die Monatsblutung verlängern, deshalb sollten sich Frauen während der Periode eher auf den Shan-Zhong-Punkt in der Mitte des Brustbeins konzentrieren. Wenn sich Ihre Gedanken nicht beruhigen und es Ihnen nicht gelingt, sich auf den Dan Tien zu konzentrieren, sollten Sie dazu übergehen, Ihre Zehen zu visualisieren.

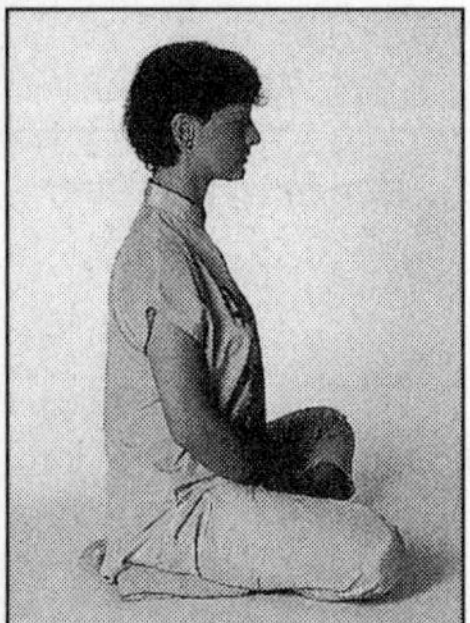

Foto 5a:
Der Rücken ist beim Schneidersitz ganz gerade.

Die »Belebende Übung« fördert Konzentration und Entspannung

Die »Belebende Übung« besteht aus einer Kombination von verschiedenen leichten Körperhaltungen, die im vorwiegend chinesischen Kulturkreis bekannt sind. Nicht die Art der Stellung oder Haltung – ob Schneider- oder Lotossitz – ist entscheidend: Es zählt allein, daß die eingenommene Körperhaltung so bequem ist, daß Sie entspannen können. Wählen Sie also aus den drei Sitzhaltungen diejenige aus, in der Sie sich am wohlsten fühlen.

Körperhaltungen für die »Belebende Übung«

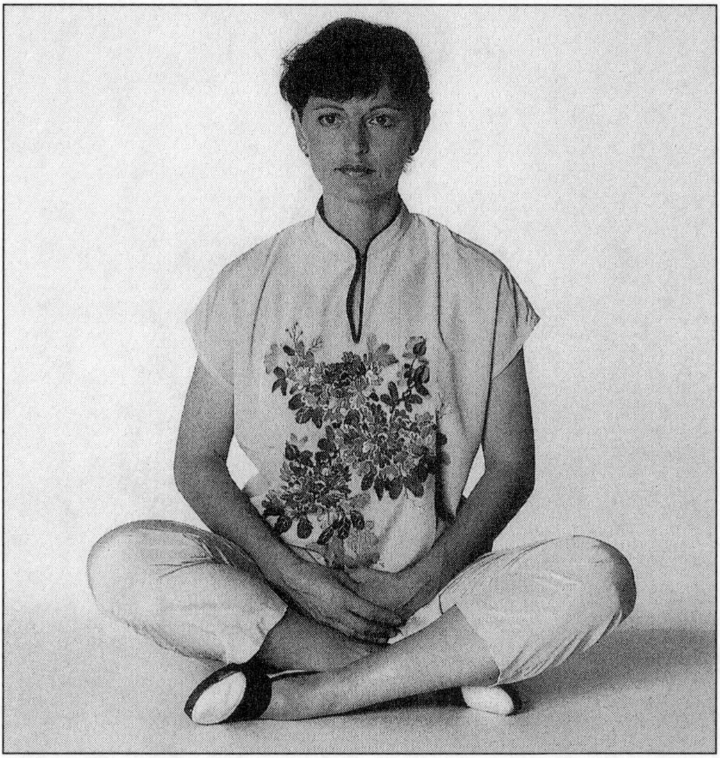

Foto 5: Schneidersitz

1. Schneidersitz: Setzen Sie sich auf ein Kissen, und schlagen Sie die Unterschenkel übereinander. Achten Sie darauf, daß Ihr Rücken gerade ist. Schließen Sie die Augen halb, und entspannen Sie Schultern, Hals und Brustkorb. Legen Sie eine Hand in die Handfläche der anderen, oder umfassen Sie mit einer Hand die andere. Die Unterarme liegen auf den Oberschenkeln auf, und die Hände befinden sich etwa in Bauchhöhe.

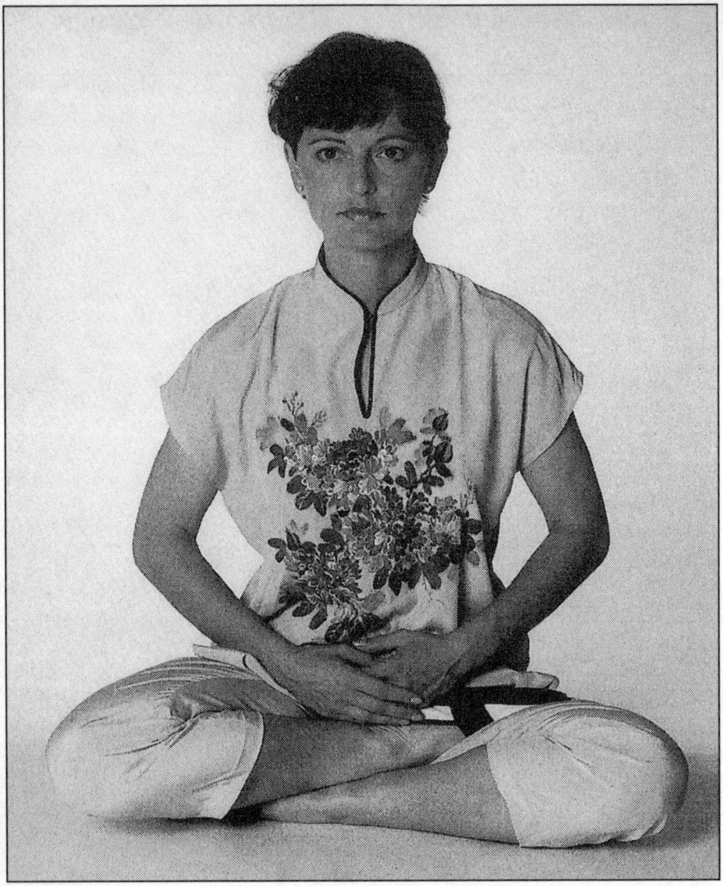

Foto 6: Halblotossitz

2. Halblotossitz: Setzen Sie sich hin wie zum Schneidersitz. Legen Sie dann Ihren linken Unterschenkel auf den rechten, während der Spann des linken Fußes gegen den Oberschenkel drückt. Natürlich dürfen die Beine auch gewechselt werden.

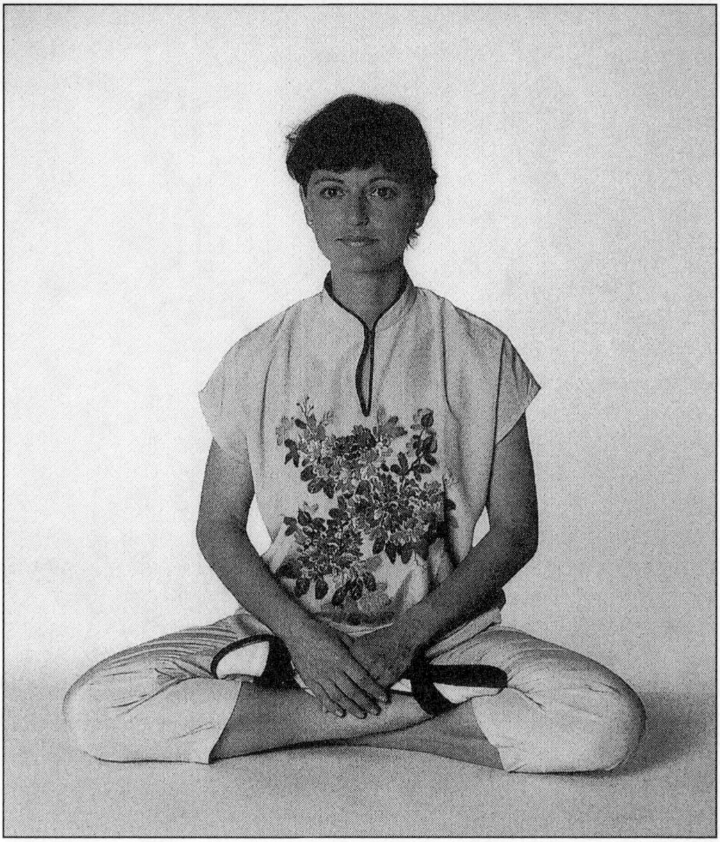

Foto 7: Lotossitz

3. Lotossitz: Legen Sie den rechten Unterschenkel auf den linken. Heben Sie nun Ihren linken Fuß hoch, und legen Sie ihn auf den rechten Unterschenkel, so daß beide Beine gekreuzt sind und beide Fußsohlen nach oben gerichtet sind. Auch hier können die Beine gewechselt werden.

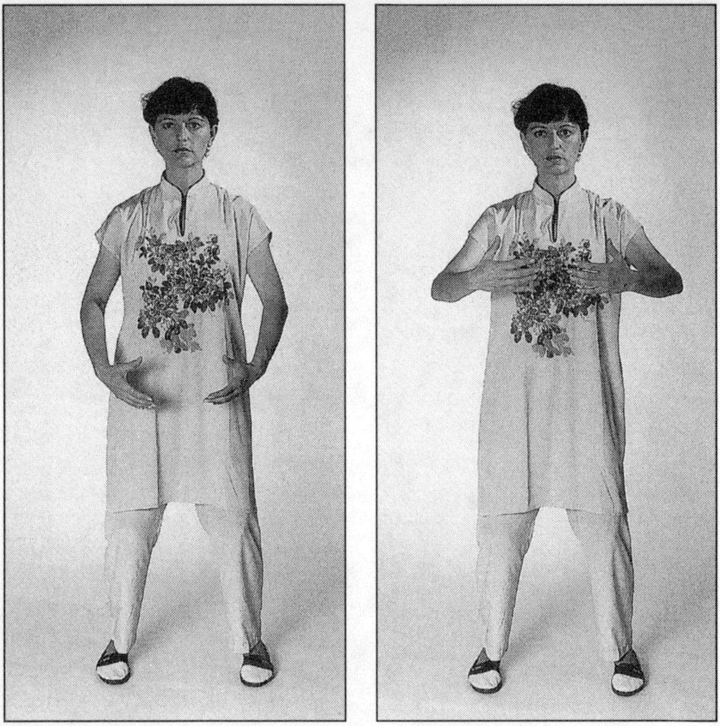

Foto 8a (Bauch) und 8b (Brust): Übung im Stehen

4. Übung im Stehen: Stellen Sie sich aufrecht hin, beide Füße stehen parallel und im Abstand Ihrer Schulterbreite auseinander. Die Knie sollten locker und leicht gebeugt sein (wie bei der Tai-Chi-Grundstellung), der Kopf ist ein wenig geneigt, die Augen sind halb geschlossen. Entspannen Sie Schultern und Brustkorb, beugen Sie die Arme, als ob Sie einen großen Ball halten würden. Die Hände befinden sich dabei vor dem Unterbauch, wobei Sie die Daumen von den übrigen Fingern abspreizen (siehe Abbildung 8a). Sie können auch Arme und Hände in der gleichen Weise, aber in Brusthöhe in der Schwebe halten (siehe Abbildung 8b).

Sie können die Übung im Stehen sowohl im Zimmer als auch im Freien ausführen. Suchen Sie sich einen sauberen und ruhigen Platz mit frischer Luft, und achten Sie darauf, daß Sie nicht durch Lärm und plötzliche Geräusche gestört werden.

Dieser Hinweis ist sehr ernst zu nehmen, denn durch plötzliche Geräusche werden Sie aus Ihrem meditativen Zustand gerissen und erleiden einen kleinen Schock, vergleichbar mit dem Aufschrecken aus dem Schlaf. Jeder, der dies schon einmal erlebt hat, weiß, wie lange es dauert, bis sich der Herzschlag wieder normalisiert hat. Erschrecken zählt zu den inneren Krankheitsursachen, daher warnen die Chinesen eindringlich davor, einen Menschen aus der Meditation, einer Übung oder dem Schlaf aufzuschrecken. Heute wird häufig die Frage gestellt, ob ein Telefonanruf während der Qi-Gong-Übung beantwortet werden dürfte. Die Antwort lautet: Nein! Denn während der Übung wird, vom Zustand der Meditation einmal abgesehen, die Energie im Körper bewegt und »genährt«. Jede Unterbrechung, bei der zudem noch gesprochen wird, macht diese Arbeit zunichte. Wenn Sie es wirklich nicht aushalten, wenn das Telefon klingelt, dann ziehen Sie lieber den Stecker raus, um für eine halbe Stunde ungestört zu bleiben.

5. Freie Stellung für die »Belebende Übung«: Sie können auch eine andere Stellung als die vorherige einnehmen, je nach Ihrer persönlichen Kondition. Wenn Sie zum Beispiel durch körperliche oder geistige Arbeit erschöpft sind, wählen Sie eine beliebige Stellung, in der Sie Ihren Atem regulieren und sich auf den Dan Tien sammeln. Sie können den ganzen Körper auch beim Gehen entspannen, sich von Müdigkeit befreien, Ihre Kraftreserven wieder aufbauen und sich in jeder Hinsicht etwas Gutes tun. Diese Qi-Gong-Übung können Sie auch ausüben, wenn Sie sich morgens auf dem Weg zur Arbeit befinden oder auch auf dem Nachhauseweg sind. Ob Sie nun während der Fahrt im Bus, auf einer Parkbank sitzend oder während eines Spaziergangs üben – immer werden Ihnen durch sanfte, ruhige Atemzüge und durch die tiefe Sammlung auf den Dan-Tien-Punkt Ruhe, Entspannung und Kraft zuteil. Je öfter Sie üben, desto selbstverständlicher wird dieses Geschehen. Sie sind tatsächlich nach einiger Übungszeit in der Lage, so etwas wie einen konditionierten Reflex abzurufen: Kaum haben Sie mit der Regulierung des Atems und der Sammlung auf den Dan Tien begonnen, stellen sich reflexartig Entspannung, Ruhe und Energie ein. Genießen Sie diesen Zustand, denn in ihm hat Ihr Körper Gelegenheit, sich selbst aufs beste zu regulieren und zu heilen.

Atemtechniken für die »Belebende Übung«: Die folgenden Atemtechniken werden mit den Haltungen der »Belebenden Übung« kombiniert.

1. Natürliche Atmung: Atmen Sie ganz natürlich ein und aus, ohne die Atmung selbst zu regulieren. Diese Atemtechnik eignet sich besonders dazu, auf dem morgendlichen Weg zur Arbeit ausgeführt zu werden. Ob Sie nun im Bus sitzen, selbst fahren oder gehen: Mit der natürlichen Atmung schöpfen Sie Kraft und Ruhe für den ganzen Tag. Sie ist auch für ältere und geschwächte Menschen geeignet oder für solche, die an Erkrankungen der Atemwege oder geschwächten Lungen leiden.

2. Tiefenatmung: Dehnen Sie beim Einatmen Ihren Bauch aus, und versuchen Sie dabei, Ihre Atemzüge möglichst langsam, gleichmäßig und sanft fließen zu lassen. Diese Atemtechnik ist besonders für Personen geeignet, die an Nervenschwäche, Lernstörungen, Unruhe oder Verdauungsstörungen leiden. Die gleichmäßige, ruhige Atmung fördert bei Menschen mit Konzentrationsschwäche die Aufnahmebereitschaft für Neues und ist daher ideal für Schüler und Studenten usw., die lernen sollten, sie auf dem Schulweg auszuführen. Mit einiger Übung gelingt das nach einigen Tagen, und der Arbeitstag beginnt voller Konzentration und Frische. Durch die Überfütterung durch visuelle und auditive Reize sind unsere Augen und Ohren gleichsam mit Bildern und Klängen so vollgestopft, daß es für viele immer schwerer wird, sich zu konzentrieren. Die Tiefenatmung führt dazu, daß unser Nervensystem entlastet wird, und stellt eine echte Hilfe bei diesen Störungen dar. Diese Tiefenatmung darf nicht kurz nach einer größeren Mahlzeit ausgeführt werden. Die natürliche Atmung dagegen können Sie sowohl vor als auch nach dem Essen anwenden.

Innere Sammlung

Auch während Sie die »Belebende Übung« ausführen, sammeln Sie sich die ganze Zeit hindurch innerlich auf das Dan-Tien-Gebiet. Ablenkende Gedanken werden nämlich dadurch vertrieben, und Sie können leichter in einen tiefen Meditationszustand eintreten.

Die »Fitneß-Übung« – eine chinesische Hausapotheke der Bewegung

Die Fitneß-Übung hat eine Doppelwirkung: Sie hält den Übenden fit und kann zugleich Gesundheitsstörungen beheben. Besonders gut wirkt sie bei schwachen und älteren Menschen. Sie besteht aus 18 Bewegungen oder Körperhaltungen, die einzeln oder hintereinander als gesamte Übungsfolge durchgeführt werden. Wenn Sie dagegen nur etwas für Ihre Schultern oder Zähne tun möchten, dann wählen Sie aus dem Angebot nur die zwei oder drei Übungen aus, die bei diesen Beschwerden helfen. Ich kenne etliche Menschen, die auf die Fitneß-Übung schwören, da sie ihnen zum Beispiel dazu verhilft, den Winter ohne die üblichen Erkältungen zu überstehen. Die Fitneß-Übung wird von den Chinesen als eine Art »Hausapotheke« der Bewegung angesehen. Sie findet begeisterte Anwendung in jeder Familie. Auch in Schulen und Fabriken wird sie morgens vor Beginn der Arbeit von allen Schülern oder Arbeitern gemeinsam geübt. Man hat festgestellt, daß durch dieses tägliche Morgenritual die Konzentration und Arbeitskraft gesteigert wird. In Fabriken kam es zu signifikant weniger

Arbeitsunfällen und Erkrankungen, daher sind diese Übungen hier vor Arbeitsbeginn obligatorisch.

Die zu verwendenden Atemtechniken wurden bereits bei den ersten beiden Übungen (»Innere ernährende Übung« und »Belebende Übung«) beschrieben.

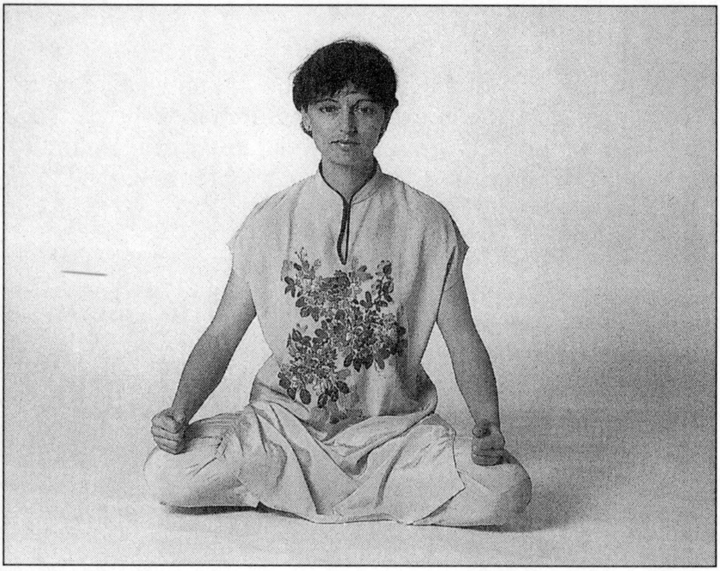

Foto 9: Stillsitzen

1. Stillsitzen: Setzen Sie sich im Schneidersitz auf den Boden. Die Augen sind halb geschlossen, Schultern und Brustkorb sollten entspannt sein. Berühren Sie mit der Zungenspitze den Gaumen, und legen Sie den Daumen in die Handfläche, und umschließen Sie ihn locker mit den anderen Fingern; die Fäuste ruhen dabei auf den Knien. Richten Sie Ihre Aufmerksamkeit auf den Dan-Tien-Punkt, und atmen Sie etwa 50mal durch die Nase ein und aus. Anfänger sollten diese Übung zunächst mit der natürlichen Atmung beginnen und erst allmählich zur Tiefenatmung übergehen.

Das Stillsitzen führt zu tiefer innerer Ruhe, es vertreibt

unruhige Gedanken, entspannt die Muskulatur und beruhigt den Atem. Es ist eine Art der Meditation und daher eine gute Vorbereitung auf die späteren Übungen. Wenn Sie die Tiefenatmung 50mal ausführen, wächst das Sauerstoffvolumen der Lunge an, und die Blutzirkulation verbessert sich.

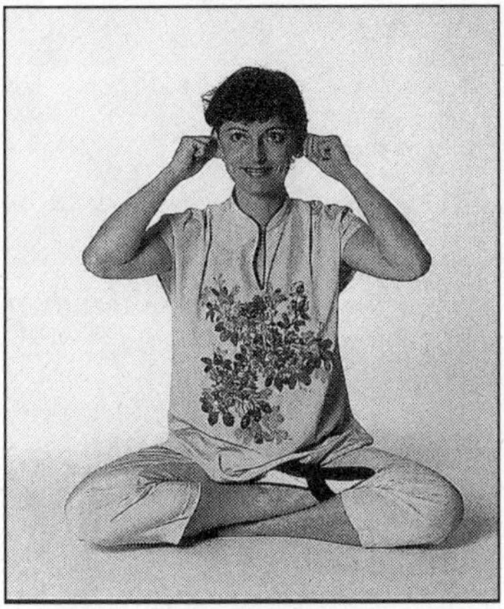

Foto 10a: Ohrenmassage

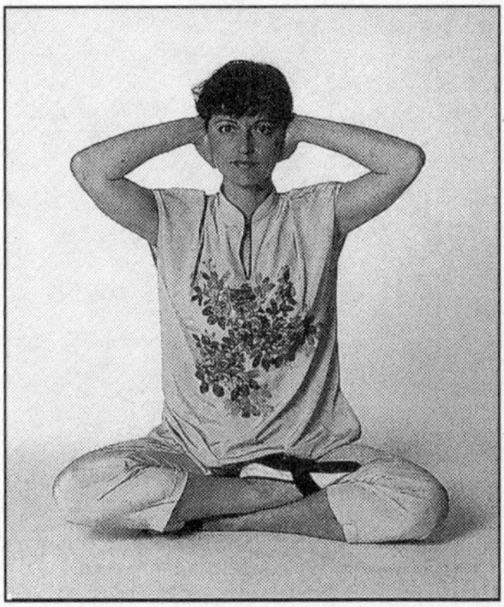

Foto 10b: Ohrenpressen

2. Ohrenmassage: Massieren Sie Ihre Ohren 18mal mit den Händen (Abb. 10a). Pressen Sie als nächstes die Handflächen auf die Ohren, die Finger liegen dabei auf dem Hinterkopf auf (Abb. 10b). Heben Sie nun den Zeigefinger, und legen Sie ihn auf den Mittelfinger; lassen Sie dann den Zeigefinger 24mal vom Mittelfinger auf den Hinterkopf herabschnellen. Dabei entsteht ein trommelähnliches, hohles Geräusch, das von den Chinesen die »Himmlische Trommel« oder »Himmelstrommel« genannt wird (Abb. 10c).

Diese Übung stimuliert die Gehörnerven, verbessert das Gehör und beugt Erkrankungen des Ohres vor. Die »Himmlische Trommel« steigert die Konzentration, stärkt das zentrale Nervensystem, verbessert die Funktionen von Herz und Lunge und wirkt zugleich lindernd bei Kopf-

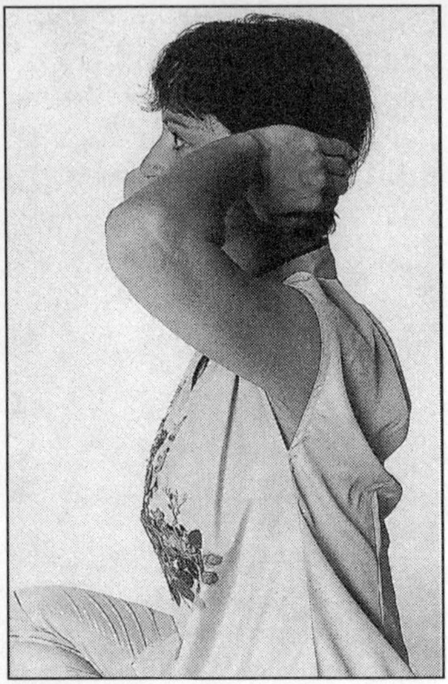

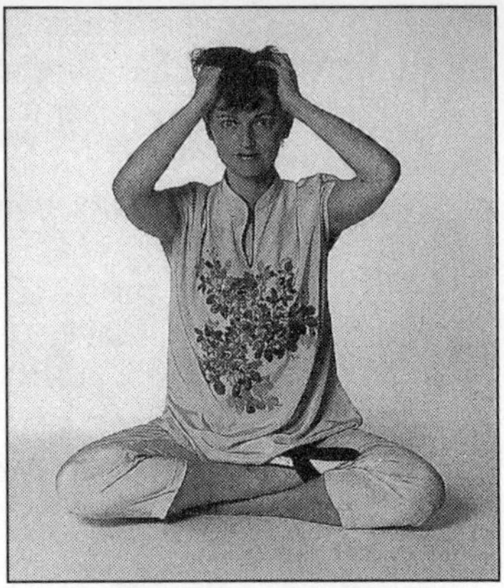

Foto 10d: Haarekämmen

Foto 10c: Himmelstrommeln

schmerzen und Schwindel. Probieren Sie einmal diese Übung, wenn es Ihnen schwerfällt, sich auf etwas zu konzentrieren. In China wissen besonders Studenten den Wert des »Himmelstrommelns« zu schätzen. Es gibt noch eine etwas stärker wirkende Variante davon:

Verschließen Sie jeweils mit den Mittelfingern den Gehörgang eines jeden Ohres, und legen Sie den Zeigefinger auf den Mittelfinger. Dann verfahren Sie genauso wie zuvor beschrieben: Lassen Sie den Zeigefinger vom Mittelfinger herabschnellen, oder klopfen Sie mit dem Zeigefinger in einem schnellen Rhythmus auf den Mittelfinger.

Es wird empfohlen, diese Übung abends überhaupt nicht oder nur sehr kurz zu machen, denn sie wirkt so erfrischend, daß an baldiges Einschlafen nicht zu denken ist. Morgens nach dem Aufstehen dagegen wirkt sie Wunder.

»Himmelstrommeln« wirkt noch besser, wenn Sie es mit der Übung »Haarekämmen« verbinden. Dazu nehmen Sie Ihre Finger etwas auseinander und machen sie rund, bis sie einem grobzinkigen Kamm gleichen. Durchfahren Sie nun mit diesem »Kamm« den gesamten Kopf, und zwar von der

Stirn her bis hinunter zum Haaransatz im Nacken. Massieren Sie die Kopfhaut währenddessen kräftig mit den Fingernägeln. Auch diese Übung ist hervorragend dazu geeignet, die geistige Ermüdung beim Studieren aufzuheben. Sie erfrischt den ganzen Kopf und die Augen und wirkt ebenfalls stark konzentrationsfördernd.

3. Zähneklappern: Lassen Sie Ober- und Unterkiefer 36mal leicht aufeinanderklappern. Klappern Sie dabei nicht zu fest mit den Zähnen; es soll nur ein leises Geräusch zu hören sein. Das Zähneklappern verbessert die Durchblutung des Gaumens, hält die Zähne kräftig, beugt Erkrankungen von Zähnen und Zahnfleisch vor, gleichzeitig sorgt es für einen reichlichen Speichelfluß.

4. Zungenbewegungen: Bewegen Sie Ihre Zunge jeweils 18mal im Uhrzeigersinn und 18mal gegen den Uhrzeigersinn, indem Sie damit an den Zähnen des Ober- und Unterkiefers entlanggleiten. Diese Bewegung erzeugt reichlich Speichel. Schlucken Sie den Speichel nicht auf einmal hinunter, sondern befeuchten Sie zuerst Ihre Mundhöhle damit.

5. Befeuchten mit Speichel: Bewegen Sie Ihre gesamte Mund- und Wangenmuskulatur 36mal kreisförmig, und sorgen Sie dafür, daß die Mundhöhle gut mit Speichel befeuchtet wird. Schlucken Sie dann den Speichel in drei kleinen Schlückchen hinunter, und stellen Sie sich dabei bildlich vor, daß der Speichel bis zum Dan Tien hinunterfließt. Am besten gelingt diese Übung, wenn Sie mit den Lippen eine Schnute machen und sie dann kreisförmig hin und her bewegen. Das sieht zwar ziemlich komisch aus, aber Sie müssen sich ja nicht dabei zuschauen lassen.

Die Zungenbewegung und das Befeuchten mit Speichel regen die Produktion der Magensäfte an und verbessern Verdauung und Appetit. Tatsächlich ersetzt das »Befeuchten mit Speichel« den Espresso oder Schnaps nach dem Essen, dafür sorgen die Fermente und Enzyme, die natürlicherweise in unserem Speichel vorhanden sind. Wenn Sie sich einmal daran gewöhnt haben, werden Sie diese Übung nicht mehr missen wollen. Da die meisten Verdauungsbeschwerden entstehen, weil wir zu schnell essen und die Nahrung zu wenig zerkleinern, verhilft das »Befeuchten mit Speichel« nachträglich dazu, die Speisen aufzuschlüsseln. Noch besser wäre es natürlich, wenn Sie schon während des Essens besser kauen und einspeicheln würden.

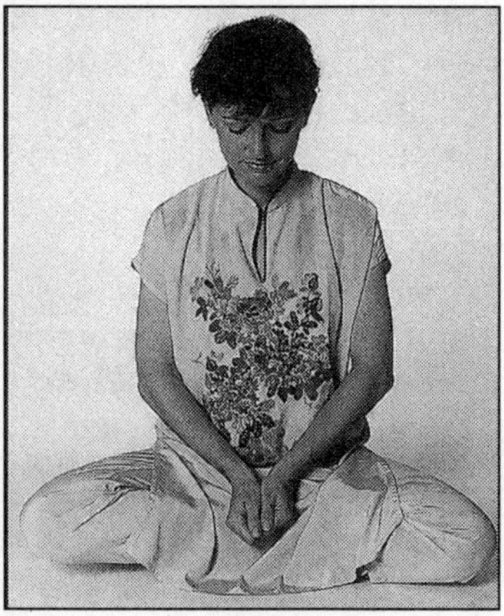

Foto 11a: Daumenreiben

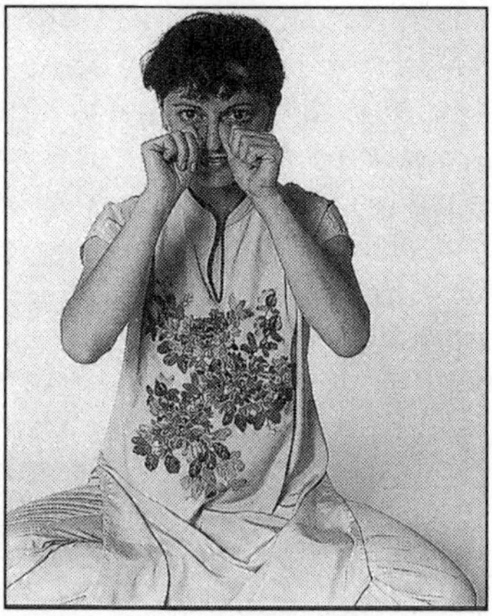

Foto 11b: Nasenreiben

Der Speichel gilt bei den Chinesen als Träger von Qi und Heilkraft. Wenn Sie also Ihren eigenen Speichel schlucken, nehmen Sie zugleich ein vom Körper selbst produziertes Medikament ein. An der Veränderung des Geschmacks können Sie gleichzeitig eine Veränderung zur Gesundheit hin feststellen. Bei Organstörungen schmeckt der Speichel, je nach Art der Erkrankung, salzig, bitter, faulig oder scharf. Die Chinesen kennen sogar eine spezielle Diagnostik, die den Geschmack des Speichels besonders berücksichtigt und ihn jeweils dem betreffenden Organ zuweist.

Menschen, die an Depressionen leiden oder Psychopharmaka einnehmen müssen, klagen sehr häufig darüber, daß sie einen trockenen Mund haben und fast keinen Speichel mehr bilden können. Auch ihnen hilft diese Übung sehr.

Wenn Sie gesund sind und alle Ihre Organe auf die rechte Art und Weise funktionieren, dann schmeckt Ihr Speichel frisch und süß.

6. Nasenreiben: Reiben Sie Ihre beiden Daumen so lange aneinander, bis sie warm sind (siehe Abb. 11a). Legen Sie die Daumen dann an die Seite der Nase, und reiben Sie 18mal an den Nasenflügeln entlang (siehe Abb. 11b). Das Reiben der Nase verbessert die Widerstandskraft des Atemtraktes gegen Krankheitserreger, es beugt sowohl chronischen Nasenerkrankungen als auch akutem Schnupfen vor. Ebenso schnell heilt es Verengungen der Nasengänge. Das funktioniert natürlich nur dann, wenn die Verengung aufgrund von Schwellungen oder Verdickungen der Nasenschleimhäute entstanden ist. Beruht die Verengung auf einer Fehlstellung der knöchernen Nase, tritt natürlich keine Verbesserung durch diese Übung ein.

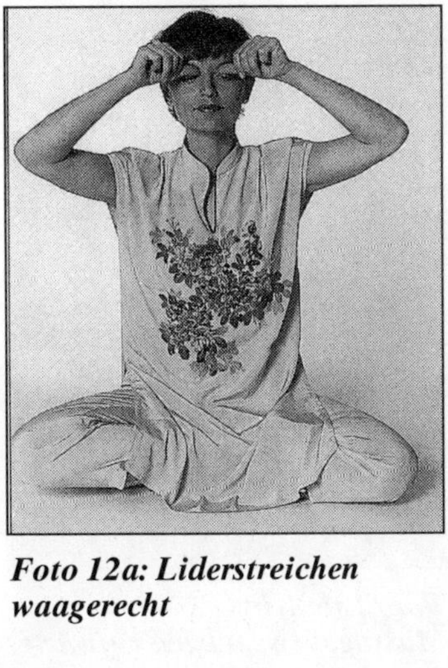

Foto 12a: Liderstreichen waagerecht

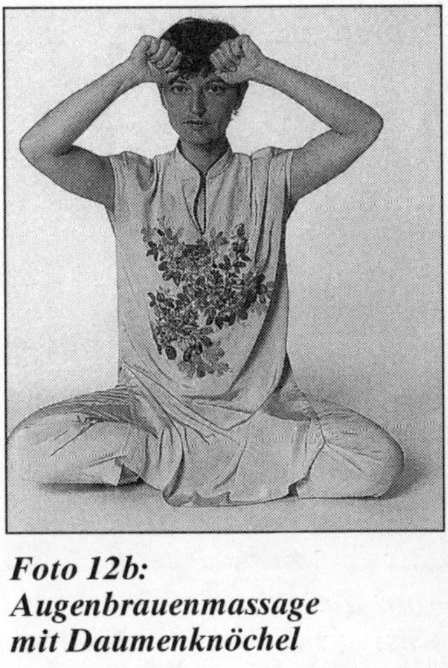

Foto 12b: Augenbrauenmassage mit Daumenknöchel

7. Augenübung: Schließen Sie die Augen halb. Biegen Sie Ihre Daumen nach innen, und streichen Sie mit den Daumenknöcheln 18mal sanft waagrecht über die Lider (siehe Abb. 12a). Anschließend massieren Sie sich 18mal die Augenbrauen mit dem Daumenknöchel (siehe Abb. 12b). Danach bewegen Sie die Augäpfel bei geschlossenen Augen und lassen sie jeweils 18mal kreisförmig im Uhrzeigersinn und gegen den Uhrzeigersinn kreisen. Achten Sie darauf, daß Sie wirklich in jeden einzelnen Kreisabschnitt hineingeblickt haben. Versuchen Sie möglichst nicht zu mogeln, indem Sie Abschnitte, die Ihnen unangenehm sind, einfach überspringen.

Diese Übung stärkt die Augenmuskulatur, verbessert die Konzentration, aktiviert die Blutzirkulation, beugt Augenerkrankungen und Augenmüdigkeit vor und heilt sie; auch die Sehkraft wird verbessert. Wenn Sie viel fernsehen oder am Computer arbeiten, ist diese Übung genau richtig für Sie, denn sie verbessert die Blutzirkulation um das Auge herum.

8. Gesichtsmassage: Reiben Sie Ihre Handflächen so lange aneinander, bis sie warm sind. Legen Sie dann die Hände

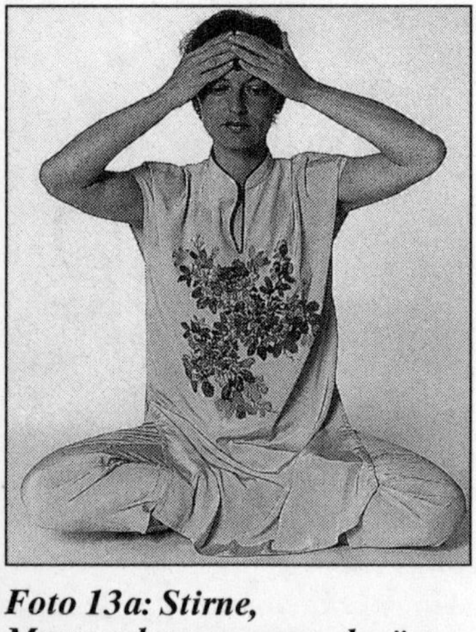

Foto 13a: Stirne, Massagebewegungen abwärts

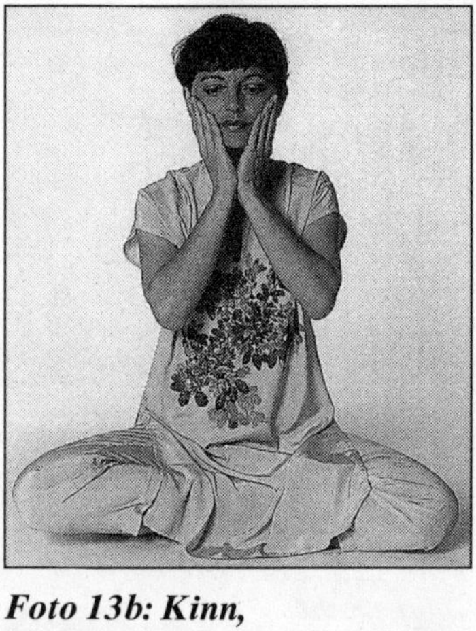

Foto 13b: Kinn, Massagebewegungen aufwärts

auf die Stirne, und massieren Sie sich Stirne, Augen, Nase und Kinn (siehe Abb. 13a). Danach führen Sie die Massagebewegung nochmals in entgegengesetzter Richtung aus und streichen jeweils 36mal von unten nach oben (siehe Abb. 13b).

Diese Übung stimuliert die Gesichtsnerven, regt die Blutzirkulation an und verleiht dem Gesicht einen rosigen Farbton. Wenn Ihr Teint zu wünschen übrig läßt und schlecht durchblutet oder unrein ist, sollten Sie die Gesichtsmassage anwenden. Ich kenne eine chinesische Ärztin, die der Ansicht ist, daß dadurch der natürliche und leider unvermeidliche Alterungsprozeß der Haut um Jahre aufzuhalten ist. Sie empfiehlt, täglich 15 Minuten lang die Gesichtshaut mit warmen Händen und ganz sanft zu massieren.

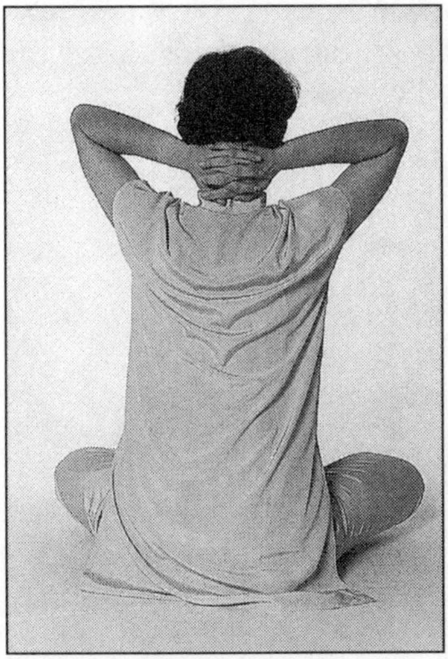

Foto 14a: Nackenübung: Ansicht von hinten

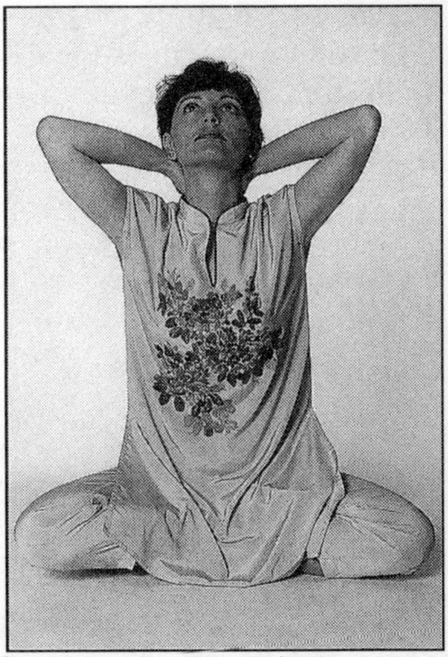

Foto 14b: Nackenübung: Ansicht von vorne, Blick nach oben

9. Nackenübung: Falten Sie die Hände im Nacken (siehe Abb. 14a). Sehen Sie dabei nach oben. Drücken Sie nun den Hals mit Ihren gefalteten Händen nach vorne, und versuchen Sie dann, den Hals gegen den Widerstand Ihrer Hände nach hinten zu schieben. Wiederholen Sie das 3- bis 9mal (s. Abb. 14b).

Diese Übung verbessert die Blutzirkulation und entspannt den großen Nackenmuskel, sie lockert auch die kleineren Muskeln und Sehnen, weiterhin hilft sie bei Schulterschmerzen und Schwindel. Viele Menschen leiden heutzutage unter einer stark verspannten Nackenmuskulatur, in einzelnen Fällen kann das sogar bis zu Kopfschmerzen und Migräne führen. Da ich weiß, wie gut sich solche Patienten nach einer Nacken- und Halsmassage fühlen, empfehle ich diese Übung allen, die zu diesen Problemen neigen. Übertreiben Sie jedoch diese Nackenübung nicht. Beginnen Sie zunächst mit sanften Bewegungen, und machen Sie vor allem keinen Kraftakt daraus, sonst könnten noch stärkere Verspannungen die Folge sein.

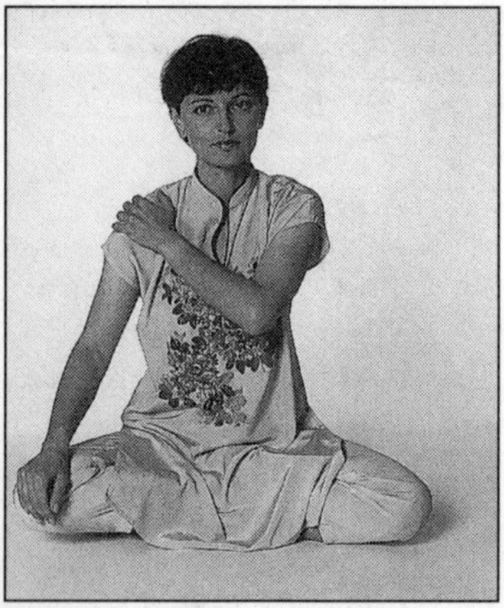

Foto 15a: rechte Schulter, linke Hand

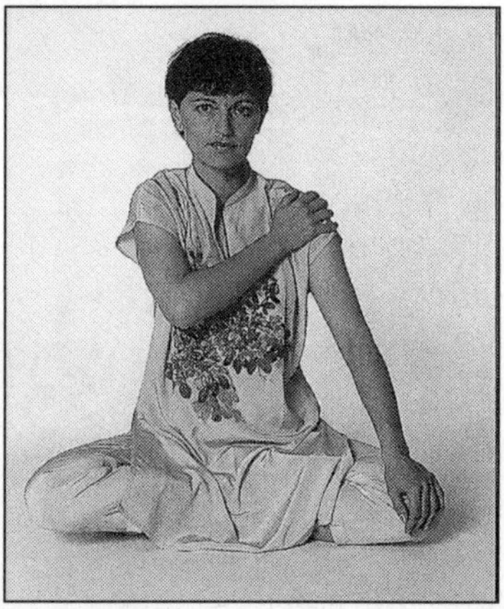

Foto 15b: linke Schulter, rechte Hand

10. Schultermassage: Massieren Sie Ihre rechte Schulter

18mal knetend und kreisend mit der linken Hand (siehe Abb. 15a) und anschließend die linke Schulter 18mal mit der rechten Hand (siehe Abb. 15b). Diese Übung regt die Blutzirkulation an, sie erwärmt und massiert die Schultergelenke und wirkt vorbeugend und heilend bei allen Beschwerden dieser Gelenke, auch bei Arthritis und Arthrose.

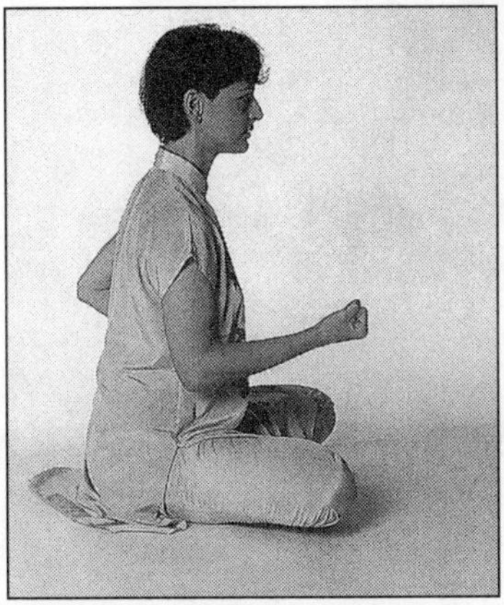

Foto 16a: Arme 90 Grad

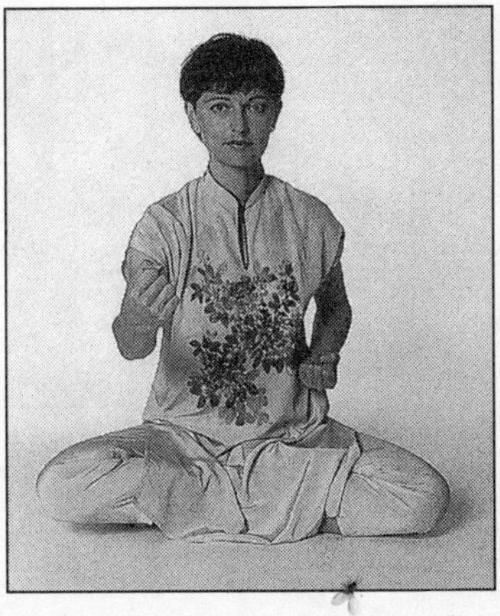

Foto 16b: Arme schwingend

11. Armschwingen: Schließen Sie die Hände zu einer lockeren Faust. Biegen Sie nun das Ellbogengelenk in einem Winkel von 90 Grad ab (siehe Abb. 16a). Schwingen Sie dann die Arme in dieser Haltung jeweils 18mal vor und wieder zurück (siehe Abb. 16b).

Diese Übung stärkt die Muskulatur der Schulterblätter und des Brustkorbs. Sie regt die Blutzirkulation an und verbessert die Funktion der inneren Organe. Es erscheint seltsam, daß die Übung des Armschwingens die Funktion der inneren Organe verbessern soll. So abwegig ist diese Vorstellung aber gar nicht, wenn man sich ein wenig in der chinesischen Medizin auskennt. Allein sieben der zwölf Akupunkturleitbahnen durchziehen dieses Gebiet. Der

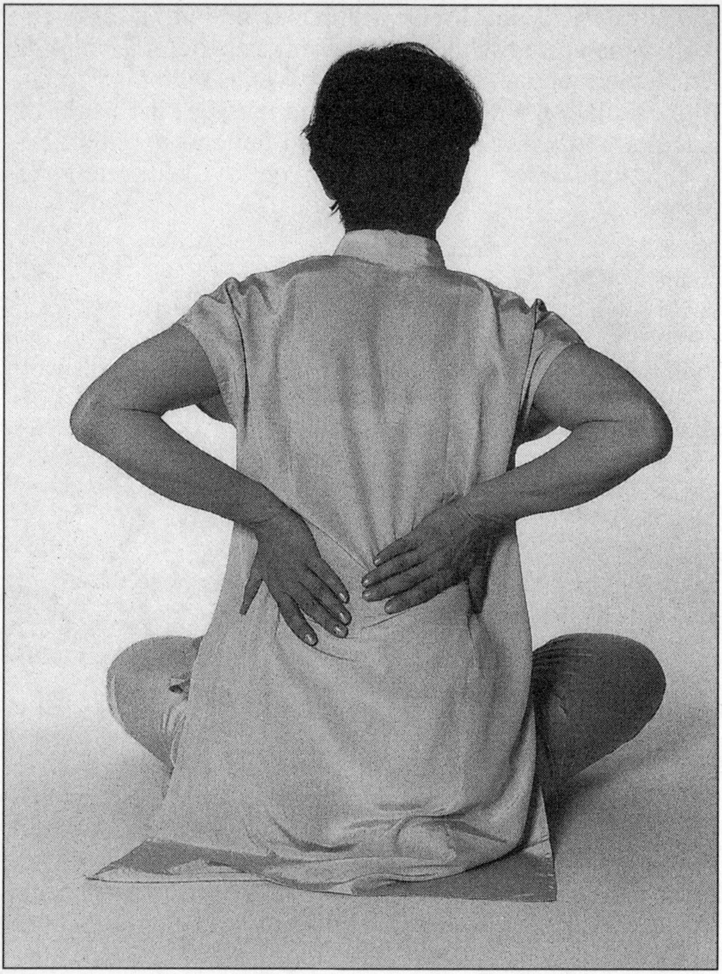

Foto 17: Das Reiben der Nierengegend steigert die Lebensenergie und durchwärmt den Körper.

Lungen- und der Dickdarm-Meridian durchlaufen das Schultergebiet im vorderen und seitlichen Bereich. Der Herz- und der Perikardmeridian beginnen beide in der Achselhöhle. Der Dünndarm-Meridian verteilt sich über die Schulter und das Schulterblatt. Der »Dreifache Erwärmer« und der Gallenmeridian ziehen sich an der Außenseite des Arms bis zum Schultergelenk empor. Wenn Sie sich nun vorstellen, daß all diese Leitbahnen mit Energie gefüllt sind, die in Ihnen zu den betreffenden Organen fließt, haben Sie den rechten Eindruck vom Geschehen. All diese Meridiane werden durch das Armschwingen stimuliert und energetisch angeregt. Dieser Impuls wird dann zu den inneren Organen weitergeleitet, mit denen sie in Verbindung stehen. Da jede Energieleitbahn mit einer Partnerleitbahn gekoppelt ist, wie z. B. der Lungenmeridian mit dem Dickdarm-Meridian, ergibt sich, daß sich eine Stärkung des Lungenmeridians sowohl auf die Lunge selbst als auch auf den Dickdarm-Meridian und dadurch auf den Dickdarm auswirkt. Durch das Armschwingen können Sie demnach heilend auf alle Meridiane und inneren Organe einwirken.

12. Rückenmassage: Reiben Sie Ihre Handflächen aneinander, bis sie warm sind; legen Sie dann die Hände auf den Rücken, und reiben Sie damit 18mal auf und ab (Abb. 17).

Diese Übung verhindert Rückenschmerzen und wirkt hier auch vorbeugend, ebenso heilt und verhindert sie Amenorrhoe (Ausbleiben der Periode). Sie entspannen und erwärmen mit dieser Massage nicht nur den Rücken, sondern behandeln zusätzlich auch die Nieren und Nebennieren. Diese beiden Organe gelten in der chinesischen Medizin neben den Sexualdrüsen als Speicher der Lebensenergie, deshalb ist es bei Chinesen ganz üblich, sich ab und zu einmal fest die Nierengegend mit den Fäusten zu reiben, um die Lebensenergie anzuregen.

13. Kreuzbeinmassage: Massieren Sie Ihr Kreuzbein mit dem Zeige- und Mittelfinger, indem Sie 36mal eine Aufundabbewegung ausführen (Abb. 18).

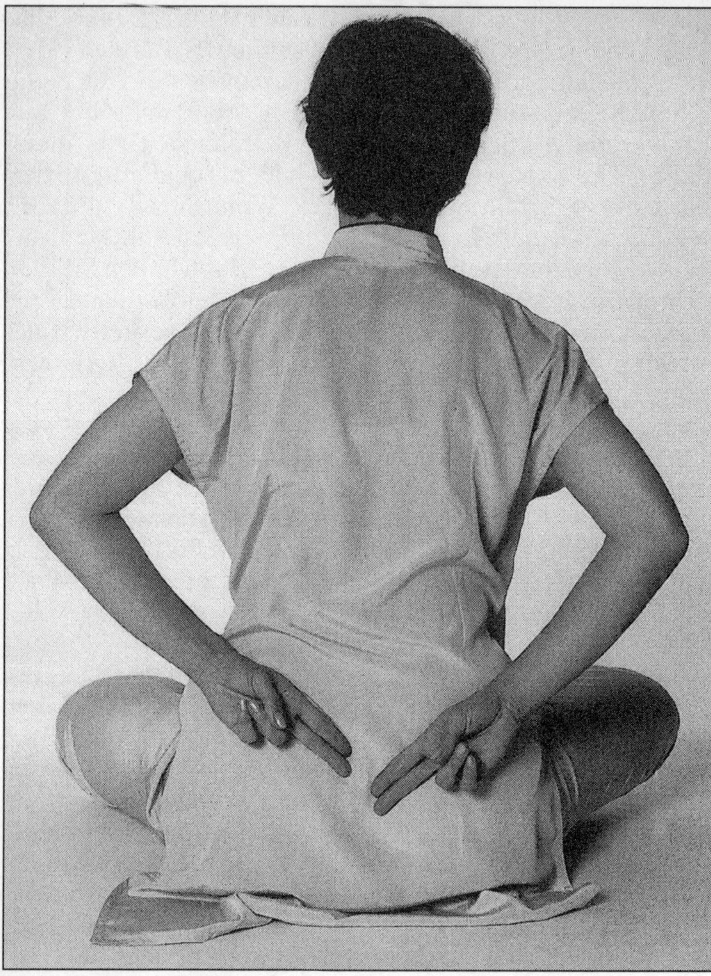

Foto 18: Kreuzbeinmassage mit Mittel- und Zeigefingern. Diese Massage hilft bei Rückenschmerzen und Entzündungen im Unterbauch.

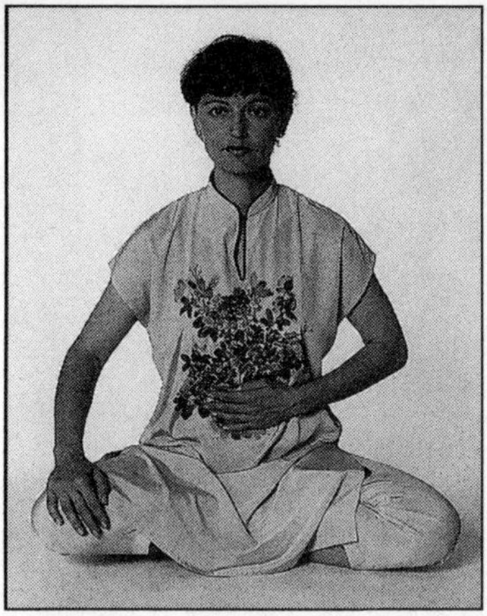

Foto 19a: Dan-Tien-Massage. Kreis im Uhrzeigersinn mit der linken Hand

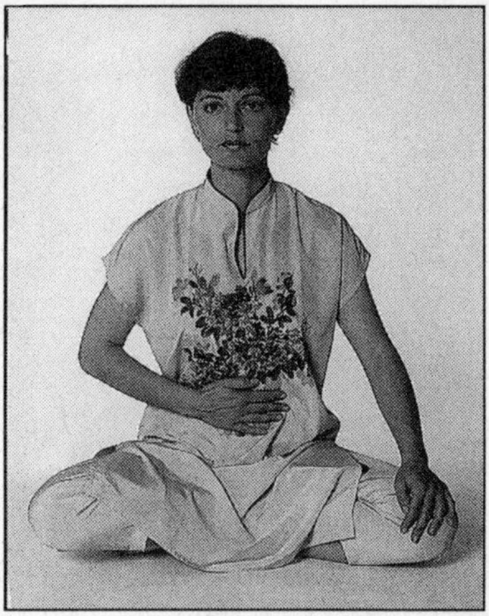

Foto 19b: Dan-Tien-Massage. Kreis gegen den Uhrzeigersinn mit der rechten Hand

Diese Übung erwärmt und entspannt das Kreuzbein. Sie wirkt dadurch nicht nur wohltuend auf die untere Wirbelsäule, sondern auch über die Reflexzonen auf die Organe im Unterbauch, wie Darm, Harnblase und die Keimdrüsen. Bei Entzündungen und Reizungen dieser Organe schmerzt das Kreuzbein und ist sehr berührungsempfindlich. Wenn Sie die Massage etwas stärker ausführen wollen, können Sie auch noch das Gebiet des Steißbeins mit einbeziehen. Dadurch werden die Nerven im Aftergebiet stimuliert und die Blutzufuhr angeregt, deshalb ist sie ein gutes Vorbeugungs- und Heilmittel bei Analfisteln und Hämorrhoiden.

14. Massage des Dan Tien: Reiben Sie Ihre Handflächen so lange aneinander, bis sie warm geworden sind. Legen Sie dann die linke Handfläche auf den Dan Tien oder den Unterbauch, und streichen Sie 100mal langsam im Uhrzeigersinn kreisförmig um den Nabel (Abb. 19a). Reiben Sie nun wiederum die Handflächen, bis sie warm sind, und massieren Sie mit der rechten Hand das Gebiet um den Nabel 100mal gegen den Uhrzeigersinn (Abb. 19b).

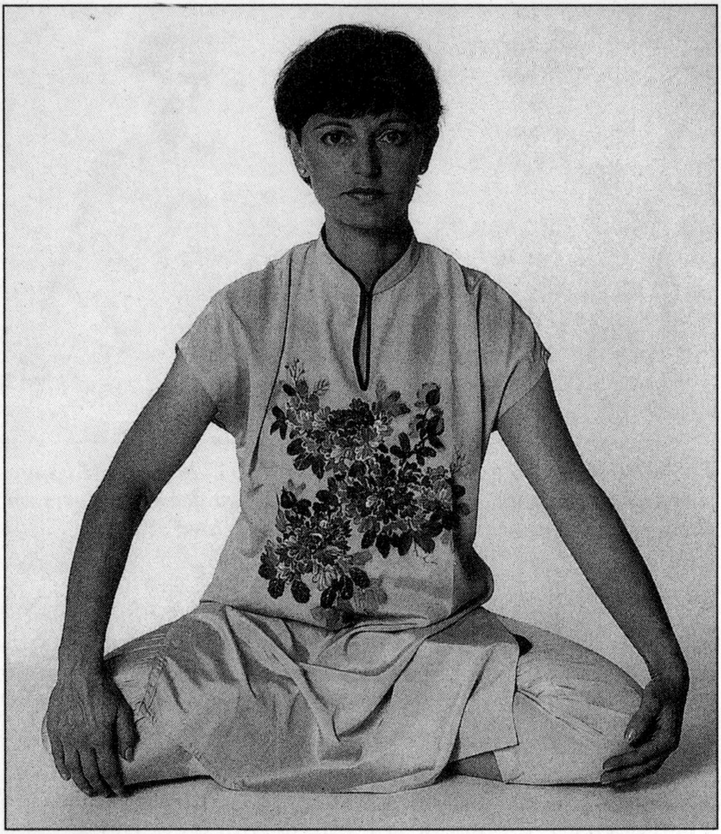

Foto 20: Kniemassage beidhändig

Die Massage des Dan Tien fördert die Peristaltik des Gastrointestinaltraktes (Magen-Darm-Traktes) und verbessert dadurch die Verdauung, sie lindert abdominale Spannungen und hilft bei Verstopfung. Nach Ansicht chinesischer Ärzte stärkt es die Sexualkraft beim Mann und kräftigt die Nieren, wenn er während der Massage mit der anderen Hand seine Hoden hält.

15. Kniemassage: Massieren Sie Ihre Knie 100mal mit den

Händen, führen Sie eine kreisförmige Bewegung aus, und massieren Sie beide Knie gleichzeitig (Abb. 20).

Diese Übung kräftigt die Beine und wirkt vorbeugend bei Arthritis. Neuerdings haben die chinesischen Mediziner entdeckt, daß an jedem Knie zwei Akupunkturpunkte liegen, mit denen sich ein zu hoher Blutdruck senken läßt. Ich empfehle Ihnen daher, diese Kniemassage auch einmal unter diesem Gesichtspunkt zu betreiben.

16. Massage des Yong-Quan-Punktes: Massieren Sie den Yong-Quan-Punkt, der im mittleren Teil Ihrer Fußsohle liegt.

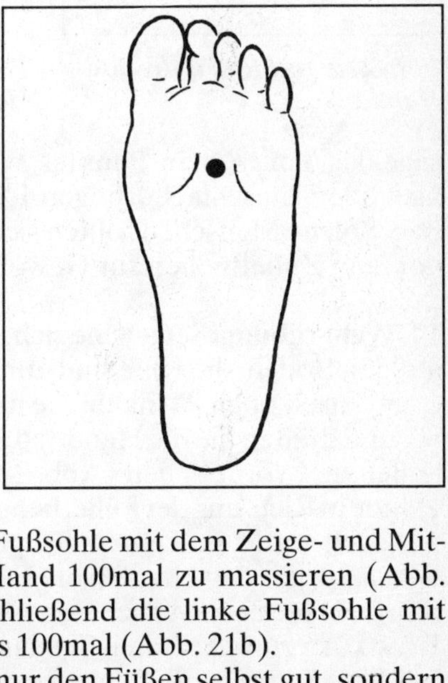

Die Abbildung zeigt die Lage des Yong-Quan-Punktes.

Beginnen Sie, die rechte Fußsohle mit dem Zeige- und Mittelfinger Ihrer rechten Hand 100mal zu massieren (Abb. 21a), massieren Sie anschließend die linke Fußsohle mit der linken Hand ebenfalls 100mal (Abb. 21b).

Diese Übung tut nicht nur den Füßen selbst gut, sondern sie reguliert auch die Funktion des Herz-Kreislauf-Systems und hilft bei Schwindel. Auch wirkt sie sich, regelmäßig durchgeführt, stabilisierend auf den Blutdruck aus, d. h. ein zu hoher Blutdruck wird gesenkt, während ein zu niedriger angehoben wird. Besonders zu empfehlen ist die Mas-

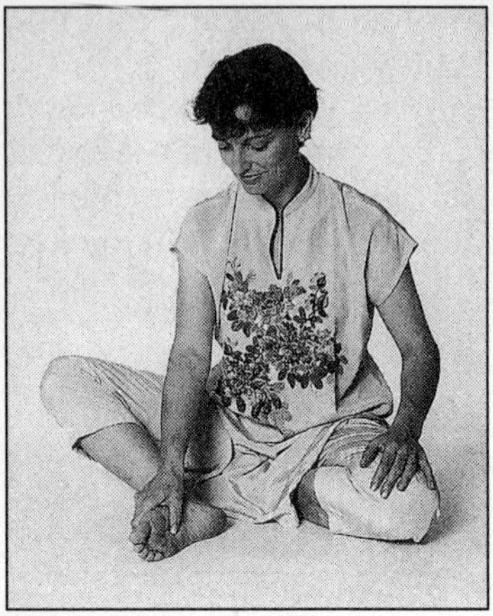

Foto 21a: rechter Fuß/rechte Hand

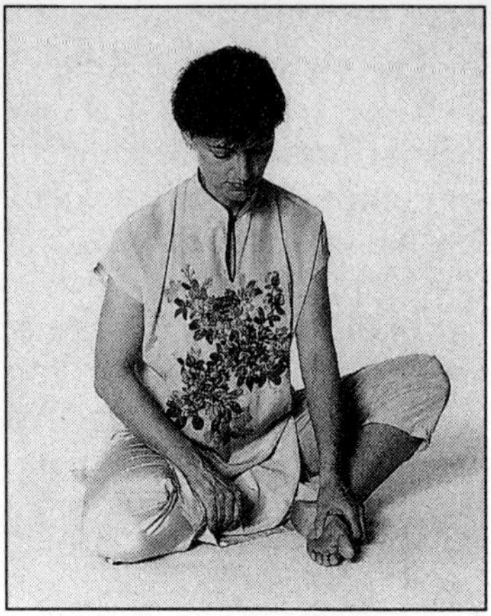

Foto 21b: linker Fuß/linke Hand

sage des Yong-Quan-Punktes, wenn Sie unter Schlaflosigkeit oder Einschlafstörungen leiden oder kalte Füße haben. Solche Menschen sollten sich die tägliche Fußmassage vor dem Zubettgehen zur Gewohnheit werden lassen.

17. Weberübung: Setzen Sie sich mit ausgestreckten Beinen auf den Boden, die Knie sind durchgedrückt und die Zehen zeigen nach oben. Winkeln Sie nun die Arme vor der Brust ab, und drehen Sie die Hände so, daß die Handflächen nach außen und vorne sehen (Abb. 22a). Schieben Sie nun Ihre Hände in Richtung der Füße, beugen Sie dabei den Oberkörper nach vorne, und atmen Sie gleichzeitig aus (Abb. 22b). Wenn Sie mit den Händen die Füße erreicht haben, drehen Sie die Handflächen nach innen und ziehen die Hände zum Brustkorb zurück; atmen Sie dabei ein (Abb. 22c). Führen Sie diese Streck- und Ziehbewegung jeweils 30mal aus.

Die Weberübung wirkt auf den ganzen Körper, besonders aber auf die gesamte Rückenmuskulatur; sie fördert den Stoffwechsel und hilft bei Rückenschmerzen.

18. Rumpfkreisen: Setzen Sie sich im Schneidersitz auf den

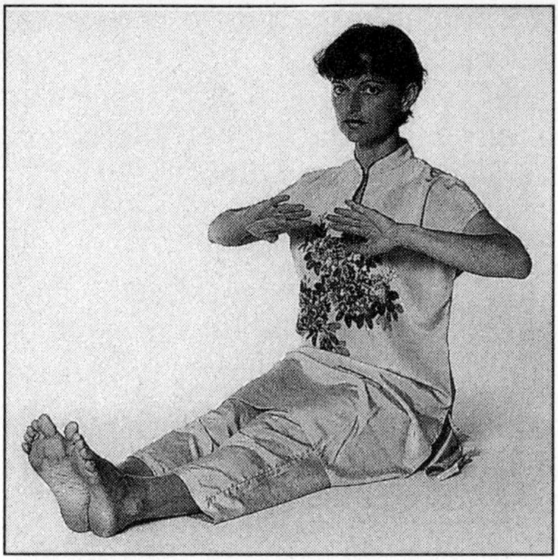

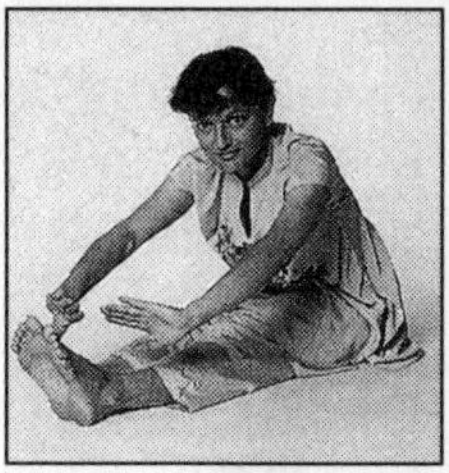

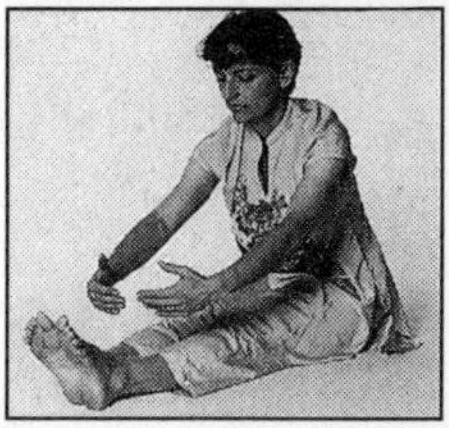

Foto 22a: Arme vor der Brust ***Foto 22b: Arme ausgestreckt***
Foto 22c: Bei dieser Bewegung atmen Sie ein.

Boden. Legen Sie die Hände locker übereinander in den Schoß. Bewegen Sie dann Ihren Oberkörper kreisförmig zuerst von links nach rechts und dann von rechts nach links jeweils 16mal. Atmen Sie ein, wenn Sie den Brustkorb nach vorne beugen (Abb. 23a), und atmen Sie aus, wenn Sie sich nach hinten lehnen (Abb. 23b).

Diese Übung kräftigt die Wirbelsäule und stärkt die Nie-

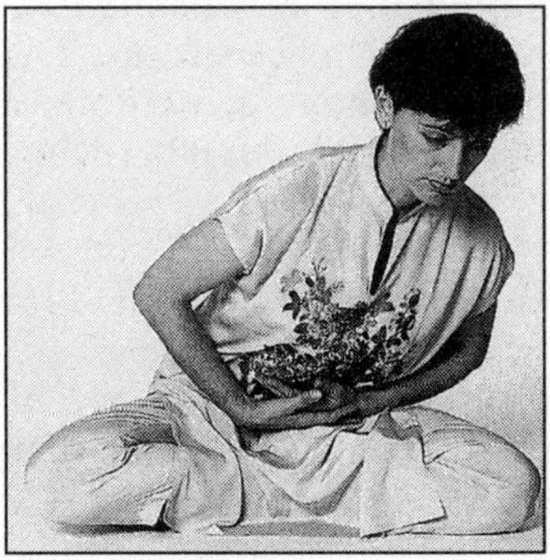

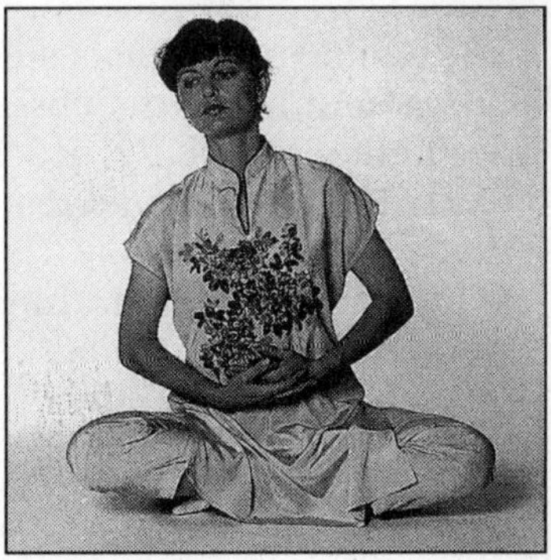

Foto 23a: Brust vorbeugen ***Foto 23b: Brust zurück***

ren und Nebennieren, sie stimuliert die Verdauungsorgane und unterstützt eine regelmäßige Verdauung. Diese Wirkungen können entstehen, weil während des Rumpfkreisens wichtige Akupunkturpunkte, die mit den Nieren und dem Darm verbunden sind, angeregt werden.

Weitere Übungen
Im folgenden werden noch weitere Übungen beschrieben, mit denen Sie Ihr Übungsprogramm und die Grundübungen ergänzen und intensivieren können.

»Inneres Tai Chi« – führt zu innerem Frieden

Diese wunderbare innere Übung können Sie in mehreren Haltungen durchführen. Sie ist ideal, um auf dem morgendlichen Weg zur Arbeit Kräfte zu sammeln. Abends wirkt sie entspannend, da sie vom Streß des Tages befreit.

In Rückenlage: Wie bei der »Inneren ernährenden Übung«.

Legen Sie sich flach auf den Rücken. Stützen Sie Kopf, Schultern und Rücken mit 35–45 cm dicken Polstern oder Kissen ab, so daß sich ein Gefälle bildet. Entspannen Sie sich, Arme und Beine sind natürlich ausgestreckt. Die Augen sind halb geschlossen. Sie können auch auf einer Liege mit verstellbarer Rückenlehne üben, dann brauchen Sie keine Kissen zu verwenden.

Im Sitzen: Wie bei der »Inneren ernährenden Übung«.

Im Stehen: Wie bei der Eröffnungsstellung des Tai Chi, d. h., die Füße stehen leicht gespreizt und parallel auf dem Boden.

Im Gehen: Gehen Sie locker und entspannt.

Innere Sammlung: Es gibt vier Methoden, um sich innerlich zu sammeln.

1. Stellen Sie sich während des Ausatmens vor, daß Sie die Vitalenergie vom Dan-Tien-Gebiet aus hinunter zum untersten Punkt des Rumpfes (Perineum, Damm) lenken. Von dort lassen Sie dann die Energie langsam zu den Oberschenkeln, Knien, Unterschenkeln bis zu den Fußsohlen herabsinken.

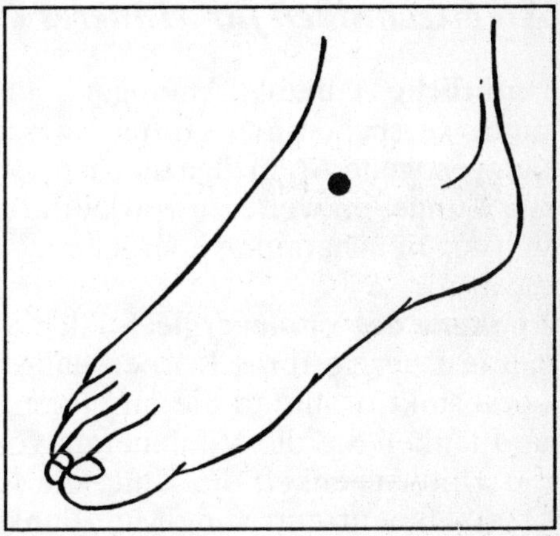

Die Zeichnung zeigt die Lage des Jie-Xi-Punktes.

2. Stellen Sie sich während des Einatmens vor, daß Sie die Vitalenergie von den Fußsohlen hinauf zu den Unterschenkeln, Knien, Oberschenkeln und von da bis zum Damm hin leiten. Von dort lassen Sie die Energie dann in das Gebiet von Dan Tien und Ming Men aufsteigen. Der Ming-Men-Punkt liegt in gleicher Höhe wie der Dan Tien, aber auf der rückwärtigen Körperseite und genau auf der Wirbelsäule. Wenn Ihnen das gelungen ist, lassen Sie die Energie dort eine Zeitlang verweilen und lenken sie dann wieder zu den Fußsohlen hinunter.

3. Während des Einatmens stellen Sie sich vor, daß Sie die Vitalenergie zum Dan Tien hinunter lenken. Beim Ausatmen leiten Sie die Energie vom Dan Tien hinauf zum Mund.

4. Wenn Sie auf dem Rücken liegend üben wollen, legen Sie die ausgestreckten Beine übereinander und drücken mit dem oberen Fuß auf den Spann des unteren. Dort liegt der Jie-Xi-Punkt, der zum Magenmeridian gehört und in der Mitte der vorderen Sprunggelenksquerfalte liegt.

Lenken Sie bei der Ausatmung die Energie zu diesem Punkt oder zur Fußsohle. Diese Übung ist bei hohem Blutdruck und bei Schlaflosigkeit hilfreich.

Atemtechniken für »Inneres Tai Chi«

Natürliche Atmung: Anfänger sollten sich mit dieser Atmung versuchen und sanfte, langsame, gleichmäßige und langgezogene Atemzüge machen. Zuerst atmen Sie nur mit der Lunge, im weiteren Verlauf können Sie dann allmählich zur Bauchatmung übergehen.

Lenkung der Vitalenergie: Stellen Sie sich vor, daß die gesamte Energie Ihres Körpers langsam zu den Fußsohlen herabsinkt, während Sie ausatmen. Atmen Sie dann ein, und lenken Sie die Vitalenergie von den Fußsohlen über die Unterschenkel, die Knie, die Oberschenkel und den Damm hinauf zum Ming-Men-Punkt, der auf dem Rücken liegt. Bei Beginn des nächsten Ausatmens lenken Sie die Vitalenergie vom Ming Men wieder zurück zu den Fußsohlen. Wiederholen Sie diesen Kreislauf.

Atemanhalten: Üben Sie im Stehen, und lenken Sie die Vitalenergie bei der Ausatmung zu den Fußsohlen hinab. Halten Sie den Atem kurz an, atmen Sie dann wieder ein, und lenken Sie die Energie langsam von der Sohle über die Unterschenkel, Knie, Oberschenkel und den Damm zum Ming-Men-Punkt hinauf. Ballen Sie beim Einatmen die Hände fest zusammen, krallen Sie sich mit den Zehen am Boden fest, und berühren Sie mit der Zunge das Gebiet des Gaumens. Beim Ausatmen lenken Sie die Energie vom Ming Men wieder zu den Fußsohlen hinunter; lockern Sie dabei wieder Ihre Hände und Zehen, und entspannen Sie den ganzen Körper. Mit der Zeit sollten Sie dazu in der Lage sein, den Atem etwas länger anzuhalten. Die Schilderung der Übung klingt zwar recht anstrengend, sie sollte aber trotzdem so locker und entspannt wie möglich ausgeführt werden. Ich empfehle Ihnen, sie zuerst nicht allzu lange durchzuführen. Wenn Sie sich an diese besondere Atmung gewöhnt haben, werden Sie feststellen, daß sie ein hervorragendes Mittel ist, um sehr schnell Spannungen abzubauen.

Sinken der Vitalenergie: Diese Technik hilft besonders Anfängern und schwächeren Personen, vor allem, wenn sie an hohem Blutdruck, an Schlaflosigkeit oder vegetativer Dystonie, einer sehr häufigen Funktionsstörung des autonomen Nervensystems, leiden.

Sie können jede der vorgeschlagenen Haltungen auswählen, am besten und einfachsten zugleich ist jedoch die »Unterstützte Lage«. Entspannen Sie Ihren ganzen Körper, beobachten Sie nur das Ausatmen. Die Einatmung lassen Sie ganz von selbst kommen. Während Sie ausatmen, lenken Sie die Vitalenergie vom Ming Men durch den Damm, die Oberschenkel, Knie und Unterschenkel bis zum mittleren Teil der Fußsohle. Wenn Sie eine Zeitlang geübt haben, können Sie fühlen, wie die Vitalenergie zu den Sohlen sinkt und Sie dabei warme Füße bekommen. Beobachten Sie die Atmung ruhig, und versuchen Sie nicht, sie zu kommandieren, sonst kann das zu Atemstockungen und Verspannungen führen.

Entspannungsübung – lockert Verkrampfungen

Diese Übung lockert alle Teile des Körpers und vertreibt jede Art von Spannung. Sie werden sich sehr bald wohl fühlen und können quälende Gedanken und Alltagssorgen von sich weisen. Anfängern dient diese Übung auch als Vorbereitung zur »Inneren ernährenden Übung«.

Haltungen: Im Sitzen, in Rücken- oder Seitenlage.

Atmung: »Natürliche Atmung« oder »Bauchatmung«. Wiederholen Sie bei der Ausatmung innerlich das Wort »Entspannung«.

Innere Sammlung: Richten Sie Ihre Aufmerksamkeit auf den Dan-Tien-, Ming-Men- oder Yong-Quan-Punkt, auf andere Ihnen bekannte Akupunktur-Punkte oder einfach auf den Unterbauch. Am gebräuchlichsten sind – wie schon erwähnt – die Punkte Dan Tien, Ming Men oder Yong Quan. Es empfiehlt sich, bei diesen Energiezonen zu bleiben, die alle am Unterkörper zu finden sind. Werden nämlich von ungeübten Personen höher liegende Punkte am Brustkorb oder gar am Kopf mit einer falschen Atemtechnik beatmet, so kann es zu Atem- und Herzbeschwerden oder zu Kopfschmerzen, Benommenheit und Schwindel kommen. Wenn Sie andere Punkte beatmen möchten, rate ich Ihnen, dies vorerst nur unter der persönlichen Anleitung eines Heilkundigen der chinesischen Medizin zu tun. Wiederholen Sie innerlich den Satz: »Ich bin ganz entspannt«, und stellen Sie sich dabei vor, daß sich Ihr ganzer Körper der Reihe nach entspannt – Kopf, Gesicht, Nacken, Schultern, Arme, Ellbogen, Handgelenke, Finger, Brust, Bauch, Rücken, Oberschenkel, Knie, Unterschenkel, Fußspann, Fersen und Sohlen. Lassen Sie Ihre Aufmerksamkeit auf jedem dieser Körperteile ruhen, und wiederholen Sie zwei- bis dreimal: »Ich bin ganz entspannt.« Vollenden Sie diese ganze Abfolge dreimal von Kopf bis Fuß.

Richten Sie Ihre Aufmerksamkeit auf eine besonders verspannte Stelle Ihres Körpers, und lockern Sie auch dieses Gebiet. Sie können Ihren Körper auf zwei verschiedene Arten entspannen:

– Entspannen Sie den ganzen Körper von Kopf bis Fuß, indem Sie sich vorstellen, daß Wasser an Ihrem Körper herabfließt.

– Richten Sie Ihre Aufmerksamkeit auf den ganzen

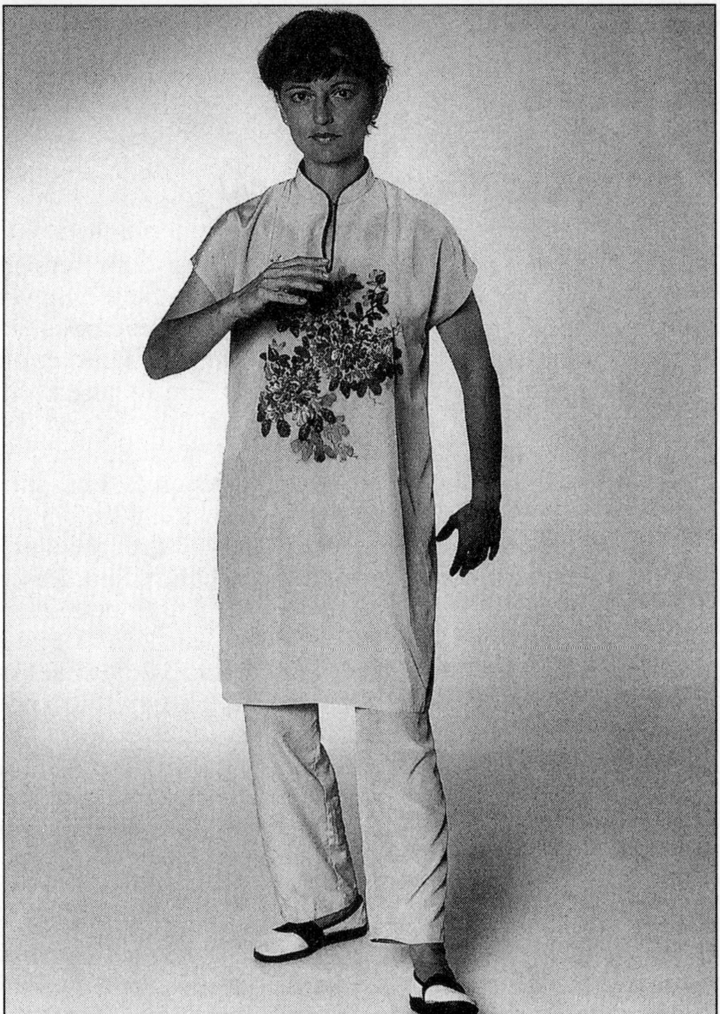

Foto 24a: Qi Gong im Gehen
Atmen Sie zweimal hintereinander kurz und hörbar ein, bevor Sie langsam wieder ausatmen.

Körper, und stellen Sie sich vor, daß er sich als Ganzes von innen heraus entspannt.

Qi Gong im Gehen – eine Übung, die frisch macht

Die Qi-Gong-Übung im Gehen ist im chinesischen Bereich wohlbekannt. Es gibt vielerlei Variationen dieser Bewegungsübung, einige davon werden im Zeitlupentempo derart langsam ausgeführt, daß der Übende für eine Strecke von zehn Metern zwanzig Minuten benötigt. Ein so langsamer Ablauf setzt natürlich voraus, daß der Betreffende schon viel Übung hat und auch gut bei Kräften ist, denn dieses äußerst langsame, beherrschte Gehen, währenddessen die Fußsohle millimetergenau abgerollt wird, ist sehr anstrengend.

Ich möchte hier eine einfachere und etwas schnellere Gangart schildern, die sich am Atem orientiert. Sinn dieser Übung ist es, negative, belastende Energie aus dem Zentralgefäß herauszustreichen. Das sogenannte Zentralgefäß wird auch Jen-Mo-Meridian genannt und verläuft senkrecht durch die vordere Körpermitte, gleichzeitig leitet man mit Hilfe der Übung kosmische reine Energie in diesen Meridian hinein. Der Schlüsselpunkt für diese Aktion ist der Shan-Zhong-Punkt, der auf dem Brustbein genau in der Mitte zwischen den Brustwarzen liegt. Die Übung macht frisch und wach, viele Chinesen führen sie im Morgengrauen und bevor sie zur Arbeit gehen durch.

Die Übung: Sie stehen aufrecht, die Füße sind parallel und etwa im Schulterabstand auseinandergestellt, die Knie sind leicht gebeugt. In dieser Ausgangsstellung heben Sie langsam die Hände seitlich bis über den Kopf hoch; die Handflächen sind einander zugewandt. Führen Sie nun die Hände in dieser Stellung bis zum Dan-Tien-Gebiet hinunter. Wiederholen Sie diesen Vorgang dreimal; verharren Sie dann einige Minuten in folgender Stellung: Die rechte

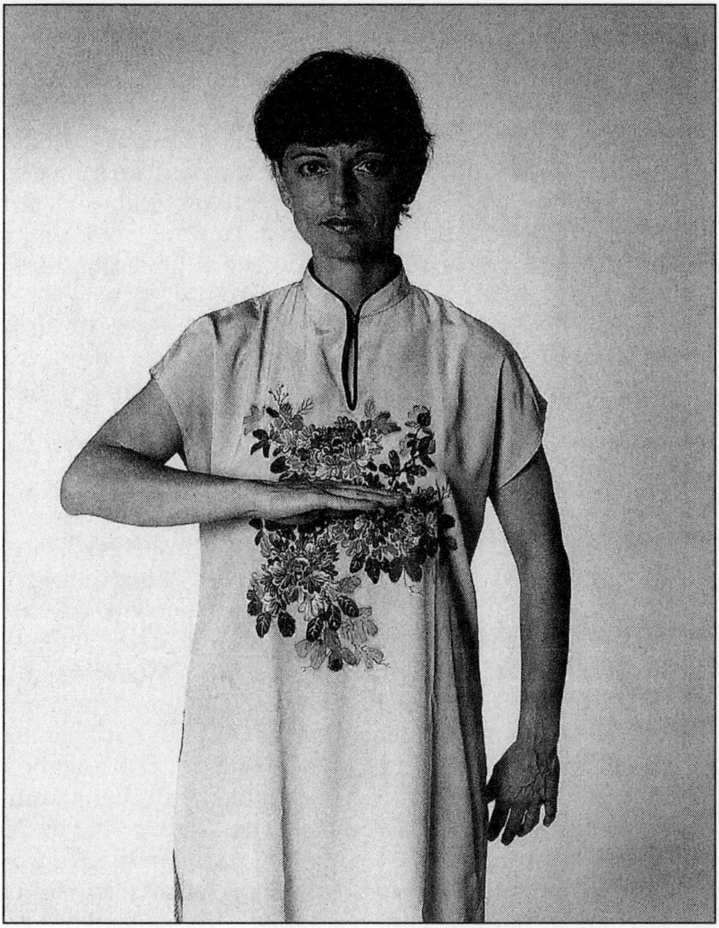

Foto 25: Handbewegung bei hohem Blutdruck.
Innerhalb von 10–15 Minuten wird durch diese Übung ein zu hoher Blutdruck gesenkt. Halten Sie die Handfläche so, als ob Sie etwas herunterdrücken wollten.

Hand umfaßt die linke, und beide Hände liegen ruhig auf dem Nabel. Atmen Sie dreimal natürlich ein und aus.

Jetzt können Sie mit dem Gehen beginnen. Setzen Sie die Füße dabei immer so breit auf, daß Sie einen leicht schwankenden Gang bekommen. Die linke Hand befindet sich in der Körpermitte auf Höhe der Brustwarzen und wird bis zum Schambein hinuntergeführt, während der rechte Fuß langsam mit der Ferse aufsetzt. Dabei atmen Sie zweimal kurz so ein, als ob Sie etwas hochschnüffeln wollten.

Nun steigt die rechte Hand kreisförmig bis zur Brustmitte auf und gleitet dann den Körper hinunter; der linke Fuß setzt erst mit der Ferse auf, dann mit der ganzen Sohle; dabei atmen Sie natürlich aus.

Bei der Übung im Gehen ist darauf zu achten, daß der Bewegungs- und Atemablauf ganz gleichmäßig und locker vonstatten geht; dies gelingt meist erst nach einiger Übungszeit. Die Arme vollführen eine kreisartige Bewegung, die Knie sind bei dieser Übung nie ganz durchgedrückt, sondern immer locker. Stellen Sie sich vor, daß Sie mit der heranziehenden Bewegung, auf die Brust zu, kosmische Energie in den Körper hineinleiten. Menschen mit hohem Blutdruck halten die Handflächen während der Abwärtsbewegung in einem 90-Grad-Winkel nach unten, so als ob sie etwas hinunterschieben wollten. Es klingt beinahe unglaublich, aber mit dieser einfachen Übung kann selbst hoher Blutdruck gesenkt werden. Üben Sie 10–20 Minuten, und messen Sie vorher und nachher Ihren Blutdruck. Wenn der Blutdruck krankhaft erhöht ist, sollte diese Übung – natürlich unter ständiger Kontrolle des Arztes – einmal täglich 20 Minuten lang ausgeführt werden. Auch ein zu hoher Augeninnendruck (Glaukom) spricht gut auf diese Übung an.

Auf diese Art und Weise gehen Sie ganz locker 20 bis 40 Minuten lang, dann beschließen Sie die Übung genauso, wie Sie begonnen haben: Die Füße stehen parallel und im Schulterabstand auseinander, die Knie sind leicht gebeugt. Heben Sie die Arme über den Kopf, die Handflächen schauen zueinander. Führen Sie die Hände zum Dan-Tien-Gebiet hinunter. Wiederholen Sie diesen Vorgang dreimal, lassen Sie die Hände abschließend auf dem Dan Tien zur Ruhe kommen, und verharren Sie einige Minuten in dieser Stellung.

Üben Sie zweimal täglich. Nach zweijähriger Übungszeit soll die Energie des Übenden so stark sein, daß er Infektionen nicht mehr zugänglich ist. Am besten üben Sie im Freien, denn die Wohnräume sind meist zu klein, um die Übung dort durchzuführen. Wenn Sie dabei im Kreis herumgehen, kann Ihnen in zu kleinen Räumen schwindelig werden. In einem großen Zimmer können Sie es allerdings versuchen. Besser ist jedoch, Sie suchen sich einen Platz im Wald oder in Ihrem Garten, wo Sie ungestört üben können, denn während der Übung dürfen Sie nicht abgelenkt werden oder sprechen. Wenn Sie gar keine andere Möglichkeit haben, können Sie Qi Gong im Gehen auch so ausführen, daß Sie sich nur von einem Fuß auf den anderen bewegen, ohne dabei vorwärts zu gehen.

Hui Chun Gong – eine Verjüngungsübung

Hui Chun Gong ist eine einfache Bewegungsreihe, die hauptsächlich von betagten Menschen ausgeübt wird. Der chinesische Name verheißt die »Rückkehr des Frühlings«, also ein Zurückkehren der jugendlichen Frische. Ich konnte feststellen, daß Hui Chun Gong alte Menschen so verjüngte, daß ich sie nach einem Jahr nicht mehr wiedererkannte: Der Teint strahlte und wirkte frisch, der Bauch war verschwunden, und der ganze Mensch strotzte nur so vor Energie und Schwung. Wer auch als jüngerer Mensch das Altern hinausschieben möchte, kann auch jetzt schon mit Hui Chun Gong beginnen. Die Erfolge sind bemerkenswert! Hui Chun Gong besteht aus mehreren Übungsabschnitten, von denen ich hier nur den zweiten besprechen möchte. (Ich habe sie in »Hui Chun Gong – Die geheimen Verjüngungsübungen der chinesischen Kaiser« beschrieben.) Diese Übung wird für besonders wichtig gehalten, da sie alle inneren Verklebungen, Verschwartungen und Verblockungen im Körper löst; die inneren Organe, die Bänder, Muskeln und Sehnen können dann wieder lokker aneinander vorbeigleiten. Gerade diesen reibungslosen Bewegungen im Körper mißt die chinesische Medizin einen hohen Stellenwert für die Gesunderhaltung bei. Außerdem hat sie einen nachhaltigen und schnellen Verjüngungseffekt auf die Sexualdrüsen.

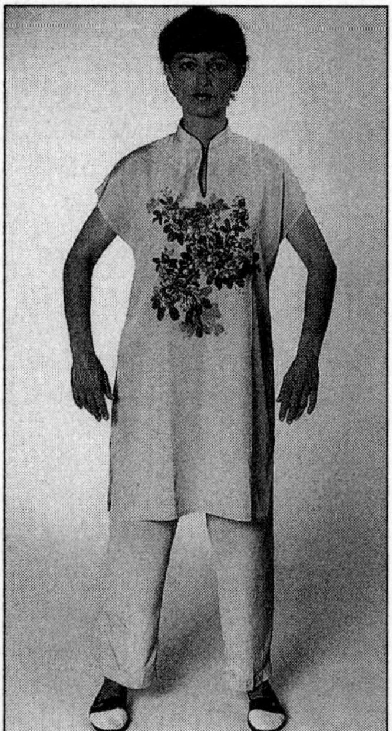

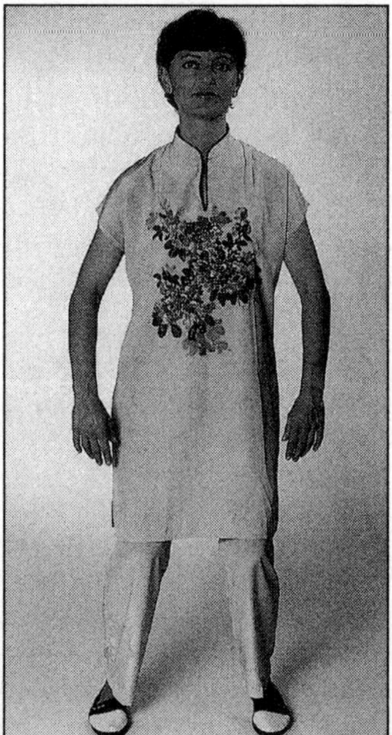

Foto 26a und 26b: Beide Abbildungen zeigen die Hui-Chun-Gong-Verjüngungsübung. Wippen Sie schnell und locker in den Knien auf und ab, etwa 180 mal pro Minute.

Die Übung: Stellen Sie sich mit gelockerten Knien und geradem Rücken hin. Die Füße stehen parallel auf dem Boden im Abstand Ihrer Schulterbreite. Beginnen Sie dann mit den Knien – und nur mit den Knien – fest nach unten und wieder hinauf zu wippen. Als Zuschauer konnte ich fast nicht glauben, daß wirklich nur die Knie bei dieser Übung arbeiten, denn es schlenkert alles im Körper heftig mit. Bewegen Sie also die Arme keinesfalls mit Absicht; wenn Sie richtig und gelockert üben, werden sie sich von selbst bewegen. Wippen Sie 170–200mal auf und ab. Die Bewegungen sind schnell und leicht. Schwangere und Frauen mit starker Menstruationsblutung dürfen diese Übung nicht ausführen.

»Der leere Körper« – eine Qi-Gong-Übung zur Reinigung und Beruhigung

Legen Sie sich flach auf den Boden, und sorgen Sie dafür, daß es Ihnen während der Übung nicht kalt wird. Die Beine sind bequem ausgestreckt, die Füße liegen im Abstand Ihrer Schulterbreite voneinander entfernt. Die Arme liegen locker neben dem Körper, die Handflächen berühren die Unterlage. Der Bequemlichkeit halber können Sie auch ein Kissen unter den Kopf legen.

Bei dieser Übung ist es von äußerster Wichtigkeit, daß Sie auf gar keinen Fall gestört werden. Sorgen Sie dafür, daß nicht plötzliche Geräusche wie Telefonklingeln Sie erschrecken können. Es ist ebenfalls wichtig, diese Übung immer bis zum Ende durchzuführen und sie nicht zu unterbrechen. Suchen Sie deshalb vor dem Üben die Toilette auf. Die Dauer dieser Übung ist nicht festgelegt, sie hängt ganz von Ihrer Imaginationskraft und Ihrer inneren »Verschmutzung« ab. Lesen Sie den Anleitungstext genau durch, und versuchen Sie, den Text nachzuvollziehen, bevor Sie selbst mit der Übung beginnen.

Die Übung: Sie liegen also bequem auf dem Rücken. Stellen Sie sich vor, daß sich eine kreisförmige Öffnung in Höhe der Hüften in Ihrem Rücken befindet; der Durchmesser beträgt etwa 15 cm. Durch dieses Loch leeren Sie Ihren Körperinhalt aus, der dann sozusagen als Dünger auf die Erde fällt. Beginnen Sie damit, zuerst den Inhalt Ihres linken Beines allmählich durch dieses Loch hinauszuschieben. Lassen Sie sich Zeit für diesen Vorgang. Sie werden spüren, daß einige Partien schneller entleert werden können, wohingegen andere längere Zeit benötigen. Wenn Sie das linke Bein entleert haben, gehen Sie zum rechten Bein über und dann zum Bauch. Alle Partien werden sorgfältig durch das imaginäre Loch im Rücken entleert. Wenn Sie wissen, daß ein bestimmtes Organ erkrankt ist, dann nehmen Sie sich besonders viel Zeit, es sorgfältig zu entleeren. Die nun leeren Partien des Körpers fühlen sich zunächst seltsam leicht und hell an.

Wenden Sie sich dann Ihrem Oberkörper zu, entleeren Sie den linken Arm, den rechten Arm, den Oberkörper und den Kopf. Lassen Sie sich ausreichend Zeit, und verweilen Sie so lange bei dem entsprechenden Körperteil, bis er wirklich ganz leer ist. Der ganze Körper besteht nun nur noch aus einer leeren Hülle. Stellen Sie sich nun vor, daß klares Wasser in Sie hineinfließt und alle Reste von Verschmutzungen hinausspült. Lassen Sie sich wiederum Zeit, und beenden Sie den Vorgang erst, wenn Sie ganz zufrieden sind.

Als nächstes lassen Sie einen sanften Wind durch diese leere Körperhülle streichen. Ganz zart berührt er Sie inwendig von Kopf bis Fuß. Er hinterläßt ein seltsam wohliges Gefühl in Ihnen, das Sie ganz und gar auskleidet.

Zuletzt stellen Sie sich vor, daß ein kräftiger Sonnenstrahl Ihren Körper von innen her beleuchtet und erwärmt. Innerlich sind Sie ganz von warmem, strahlendem Licht erfüllt: Beine, Rumpf, Arme und Kopf. Wenn Sie diesen wohligen Zustand im ganzen Körper verspüren, verschließen Sie im Geiste das Loch in Ihrem Rücken. Bleiben Sie still liegen, und genießen Sie diesen Zustand der lichten, schwebenden Reinheit noch eine Weile. Die Gehirnrinde speichert dabei diesen Seinszustand, und Sie können ihn bei Bedarf wieder abrufen. Anschließend stehen Sie langsam auf und gehen einer ruhigen Tätigkeit nach.

Diese Übung sollte bei ernsteren Störungen einmal täglich ausgeführt werden. Je nach den Fortschritten des Patienten wird dann nur noch zwei- bis dreimal pro Woche geübt.

Es gehörte zu meinen erstaunlichen Erfahrungen mit Qi Gong, zu sehen, wie sich schon nach einer Woche täglicher Übung der Teint verändert, er wird frisch, klar und rosig. Die Patienten berichten auch über eine innere Ruhe, die sich noch lange nach der Übung im Alltag mitteilt. Neben den verschiedensten Störungen des Stoffwechsels oder des vegetativen Nervensystems sprechen auch Allergien besonders gut auf diese Übung an.

Qi Gong – Dynamik und Energie

Bei Qi Gong nehmen Sie Ihre Gesundheit aktiv in die Hand: Bei einer medizinischen Behandlung durch Medikamente, Akupunktur, Massage, Physiotherapie, Chirurgie oder andere Methoden bleibt der Patient der passive Teil. Qi Gong unterscheidet sich gänzlich von diesen Methoden. Es verlangt, daß Sie die Grundlagen der energetischen Therapie erlernen und selbst versuchen, Ihre Gesundheitsstörungen zu überwinden und sich fit zu halten.

Das ist auch der Grund dafür, weshalb viele westliche Menschen Widerstände dagegen haben: Aufgrund unseres Gesundheitssystems sind wir gewohnt, daß etwas für uns getan wird, wenn wir krank sind. Ja, dieses Umsorgtwerden macht für viele gerade den Reiz des Krankseins aus, denn wir können einen Teil der Verantwortung für uns selbst an die Mediziner abgeben, die sich schon um uns kümmern werden. Schließlich haben wir jahrelang unsere Versicherungsbeiträge für die Krankenkasse geleistet, das alles macht sich nun für uns »bezahlt«. Wir sollten uns darüber klarwerden, daß diese verbreitete Einstellung nur aufgrund eines Wohlfahrtsstaates gewachsen und ziemlich unreif ist. Auch bei uns sind Selbständige, die einen Geldverlust haben, wenn sie nicht gesund sind und arbeiten können, viel weniger krank und auch eher bereit, selbst etwas für ihre Gesundheit zu tun. Mit Qi Gong übernehmen Sie die Verantwortung für sich selbst und überlassen es nicht dem Zufall oder den manchmal fragwürdigen Therapien der heutigen Medizin, ob Sie gesund und voller Energie bleiben oder werden.

Qi Gong ist einfach und leicht, jeder kann es lernen, und es wird Ihnen schon nach kurzer Zeit viel Freude machen. Sie spüren nämlich bald, daß Sie durch diese Übungen viel munterer und frischer werden. Machen Sie sich zuerst eine Vorstellung von seinen Grundlagen und Möglichkeiten, denn so gewinnen Sie Vertrauen in diese Methode und können auch mit den besten Ergebnissen rechnen. Dieses Vertrauen ist vor allem bei Menschen wichtig, die schwach, depressiv oder chronisch krank sind.

Der Körper wird als Ganzes gesehen: Jahrelange klinische Praxis hat gezeigt, daß Qi Gong die Vitalenergie und den Körper auf vielerlei Weise aktiviert und daß dadurch das zentrale Nervensystem reguliert und die Widerstandskraft des ganzen Körpers gestärkt wird. Qi Gong hilft bei den verschiedensten Gesundheitsstörungen, da der Körper ein organisches Ganzes ist. Das führt oft zu angenehmen Überraschungen: So heilt z. B. Qi Gong bei der Behandlung eines Magengeschwürs gleichzeitig auch die bestehende nervöse Erschöpfung (Neurasthenie). Es gibt Fälle, bei denen Qi Gong zugleich Rückenschmerzen und Unfruchtbarkeit bei Frauen heilte. Ebenso kenne ich Frauen und Männer, die Qi Gong nur lernten, weil sie schlanker werden wollten, und sich dann unversehens von Heuschnupfen oder Depressionen befreit sahen.

Qi Gong behandelt nämlich nicht nur ein einzelnes Organ, sondern reguliert die Körperfunktionen des ganzen Menschen und befreit dadurch von den verschiedensten Gesundheitsstörungen.

Heilt Qi Gong nun alle Störungen? Nein – jede Therapie hat ihre speziellen Anwendungsbereiche. Qi Gong hat jedoch eine große Bandbreite von Indikationen. Die allerwichtigste Garantie für eine Heilung ist jedoch der Einsatz, mit dem Sie üben: Es besteht nämlich ein himmelweiter Unterschied im Gesundheitszustand von Menschen, die häufig Qi Gong üben, und jenen, die es nicht tun. Wenn Sie viel erreichen wollen oder müssen, weil Sie z. B. sehr krank sind, dann müssen Sie eben häufig und regelmäßig üben. Der Erfolg läßt mit Sicherheit nicht auf sich warten. In China schont man den »armen Kranken« weniger als bei uns, es wird ihm nämlich »zugemutet«, Qi Gong zu üben, auch wenn er wirklich schwer krank ist. Im Zweifelsfalle stützt man ihn eben mit Krücken ab, wenn er noch nicht selbst stehen kann. Wie anders ist das doch bei uns: Ich erinnere mich gut an die oft von Kranken geäußerte Empörung, daß sie in ihrem »Zustand« auch noch Übungen machen sollten.

Qi Gong steigert Dynamik und Energie des ganzen Menschen: Das geschieht paradoxerweise zuerst durch stille, innerliche Meditationsübung, durch die die Energie aufgebaut wird. Wenn das geschehen ist, wirken die dynamischen Bewegungsübungen viel stärker. Es sind besonders die inneren Übungen, die die Organe in Bewegung halten; von außen gesehen wirkt der Körper dabei ganz ruhig. Diese äußerliche Ruhe zeigt an, daß sich der Körper in einem natürlichen, entspannten Zustand befindet und der Atem sanft und ruhig geht. Das Wichtigste geschieht innerlich, indem Sie sich auf die Atemzüge konzentrieren und dabei die Vitalenergie mit Ihrer Vorstellung lenken. Dadurch bewegt sich das Zwerchfell freier, und gleichzeitig werden Darm, Magen, Leber, Nieren und Milz massiert. Die Kombination von Meditation und Bewegung führt dazu, daß Körper und Nervensystem gemeinsam reguliert werden. Es ist aber nicht genug, nur in Ruhestellung zu üben. Sie sollten auch noch dynamischere Bewegungsübungen wie Tai Chi, Hui Chun Gong oder die acht Seidenweberübungen (siehe S. 68) in Ihr tägliches Programm aufnehmen. So werden durch Meditation und Bewegung sowohl der Körper als auch das Innere des Menschen allmählich gestärkt, und die Vitalkraft kann sich von innen heraus erneuern. Bei uns ist es in jeder Stadt möglich, an Tai-Chi-Kursen teilzunehmen. Sie werden von privaten Instituten oder den Volkshochschulen angeboten und erreichen allmählich die Popularität von Yoga.

Meditation und Visualisieren: Die Praxis hat gezeigt, daß beim Qi Gong die mentale Lenkung zu bemerkenswerten Erfolgen führt. Es kommt zu einer tieferen Entspannung des Körpers und zu einer ausgedehnten Bauchatmung. Innerliche Anweisungen wie »Ich bin ganz ruhig« oder »Ich bin ganz gesund« verhelfen zur Sammlung und vertreiben störende Gedanken. So können Sie, wenn Sie in tiefe Meditation versunken sind, auch etwas für Ihre Gesundheit tun. Je lebendiger Sie Ihre Vitalenergie oder die in den Übungen beschriebenen Vorgänge visualisieren können, desto spürbarer und schneller wird der Heilvorgang ablaufen, denn die Energie folgt immer der Vorstellung. Das Visualisieren dient nicht der Tagträumerei oder der Bequemlichkeit, es zielt vielmehr darauf hin, die quälenden und störenden Gedanken zu binden und in gute und heilsame Bilder umzusetzen.

3 Die Praxis des Qi Gong

Wie soll man üben – wie soll man nicht üben

Wenn Sie tiefer in die Vorgänge des Qi Gong eindringen wollen oder besonderes Interesse am gesundheitlichen Aspekt der Übungen haben, dann wird dieses Kapitel für Sie sehr aufschlußreich sein.

Ruhe und Entspannung: Es ist anfangs sicher nicht leicht, während der Qi-Gong-Übung entspannt und ruhig zu sein. Qui Gong setzt sich aus drei Elementen zusammen: der Stellung, der Atmung und der Meditation. All dies soll ganz natürlich und ohne Kraftanstrengung ausgeführt werden. Anfängern fällt es auch nicht leicht, die Übungen freifließend durchzuführen. Nach einiger Zeit verbessert sich jedoch Ihr Stil. Klammern Sie sich nicht an starre Maßstäbe, wenn Sie ihre Übung machen. Auch bei der Atemführung sollten Sie keine Kraft oder krampfartige Anstrengung anwenden, weder bei der »Natürlichen Atmung« noch bei der »Bauchatmung«. Gewöhnen Sie sich schrittweise und allmählich an all diese Methoden, bis Sie sie schließlich immer besser beherrschen. Versuchen Sie sanft zu einer inneren Sammlung zu kommen, übertreiben Sie nicht, und zwingen Sie sich nicht. Alles verkrampfte Bemühen verzögert nämlich den Vorgang der Entspannung und Heilung nur und rückt das, was Sie wünschen, in weitere Ferne. Haben Sie einfach die Gewißheit, daß Sie mit Sicherheit Ihr Ziel erreichen, wenn es auch anfangs etwas Zeit dazu braucht. Später sind all diese Vorgänge im Gehirn abgespeichert, und schon ein einziger Gedanke daran ruft sie wieder hervor.

Entspannung ist immer mit innerer Stille verbunden, diese Zustände bedingen einander. Entspannung bedeutet, daß Sie innerlich ruhig und Ihre Muskeln locker sind. Dies erzeugt im ganzen Körper ein wohliges Gefühl. Versuchen Sie Ihre Nervosität abzulegen, während Sie sich auf die Atmung oder den Dan Tien konzentrieren, und entspannen Sie sich innerlich. Stille bedeutet, daß Sie lautlos ein- und ausatmen und innerlich gesammelt sind, ohne sich durch äußere Einflüsse ablenken zu lassen. Wenn Sie auf diese Art und Weise üben, werden Sie in tiefe Meditation versinken.

Atem und Meditation: Beginnen Sie mit der Lungenatmung. Es gibt verschiedene Atemmethoden, doch alle verlangen langsame, gleichmäßige, sanfte und langgezogene Atemzüge. Wenn Sie schon Erfahrung mit der Übung haben, können Sie noch langsamer werden und zu einer tiefen Bauchatmung übergehen. Als Anfänger sollten Sie versuchen, Ihre schnellen und oberflächlichen Atemzüge allmählich in langsame und tiefe zu verwandeln. Das ist meist nicht in kurzer Zeit möglich. Beschäftigen Sie sich daher zuerst ganz mit der Aufgabe, den Atem zu lenken; nach einiger Zeit werden Ihre Atemzüge wie von selbst langsamer, tiefer und fließender.

Lassen Sie sich während der geistigen Übung nicht von Gedanken ablenken, nur so können Sie in tiefe Meditation versinken. Konzentrieren Sie sich ohne Anspannung auf den Dan Tien, das allein schon bewirkt tiefgreifende Veränderungen im Körper. Anfänglich fällt es den meisten schwer, die gewohnten Gedanken abzustellen, doch wenn Sie eine Zeitlang geübt haben, werden sie von selbst verschwinden, und der tiefe Meditationszustand stellt sich ein.

Die Sammlung auf den Dan Tien ist das Geheimnis der Atemtherapie. Wenn Sie diese Kunst beherrschen, werden Sie sich an guten und anhaltenden Erfolgen freuen. Wenn Sie dagegen nicht die Geduld aufbringen, diese Art der Meditation zu erlernen, bleiben die Ergebnisse ziemlich dürftig. Geduldiges Üben führt jedoch immer zum Erfolg.

Wie können Sie nun gleichzeitig die Aufmerksamkeit auf Atem und Dan Tien gerichtet halten? Konzentrieren Sie sich anfangs innerlich auf Ihre Atemzüge, damit sich die Atmung zuerst regulieren kann. Wenn Sie darin erfolgreich sind und gleichmäßig tief atmen können, sollten Sie versuchen, den Bauch bei der Ein- und Ausatmung leicht zu heben und zu senken. Wenn Sie das können, dann brauchen Sie sich nicht mehr auf den Atem zu konzentrieren, denn er dringt nun leicht ganz von selbst bis zum Dan-Tien-Punkt hinunter. Es genügt dann, sich innerlich auf den Dan Tien zu sammeln. Auf diese Art und Weise können Sie die Atemübung und die Meditation miteinander verbinden, um Ihr Qi zu kräftigen und um Gesundheitsstörungen zu heilen.

Qi Gong macht glücklich: Die Stimmung eines Menschen ist der Spiegel von inneren und äußeren Einflüssen, denen er ausgesetzt ist. Wenn ein Mensch seine Ausgeglichenheit verliert und z. B. depressiv wird, zieht er eher Krankheiten an und kümmert sich nicht mehr um seine Gesundheit. Daher sollten Sie auf Ihre innere Ausgeglichenheit und gute Laune achten, wenn Sie Qi Gong üben, Sie werden sich dann nach der Übung immer glücklich und wohlig fühlen. Dieses Glücksgefühl wird zu etwas Unzerstörbarem aufgebaut, das Sie den ganzen Tag über begleitet, wenn Sie täglich morgens Qi Gong üben. Eine Patientin erzählte mir erstaunt, daß es ihr nach einer sehr intensiven Qi-Gong-Übung etwa drei Monate nicht mehr gelungen ist, sich über irgend etwas aufzuregen. Ein solcher Fall ist natürlich eine Ausnahme – gewöhnlich stellt sich dieses Ergebnis erst nach kontinuierlichem Üben ein.

Ruhe und Bewegung: Am sinnvollsten ist es, Qi Gong mit entsprechenden Pausen zu üben. Führen Sie ein regelmäßiges Leben, schränken Sie die Mahlzeiten auf ein vernünftiges Maß ein, bleiben Sie optimistisch, und sorgen Sie dafür, daß sie genügend Bewegung haben. Beachten Sie diese Punkte auch in Ihrem Alltag. Verbinden Sie die Qi-Gong-Übung jedesmal mit den entsprechenden Pausen. Wenn Sie z. B. die »Innere ernährende Übung« oder die »Belebende Übung« ausführen, hören Sie mit der Atemübung oder der Sammlung auf den Dan Tien nach einer halben Stunde auf und bleiben noch 10 Minuten ganz entspannt liegen. Nach dieser Pause können Sie dann weitermachen, wenn Sie möchten. Abwechselnde Übungs- und Ruhephasen führen zu guten Ergebnissen. Wenn Sie schon eine beträchtliche Zeit mit dem Üben von Qi Gong verbracht haben und sich tatsächlich nach jeder Übung leicht und wohlig fühlen, dürfen Sie Ihre Übungszeit auf eine Stunde ausdehnen. Das kommt meist nur für Personen in Frage, die nicht mehr arbeiten müssen oder so krank sind, daß sie diese Zeit gerne für ihre Gesundheit investieren.

Für Menschen, die einer täglichen Beschäftigung nachgehen, genügt es, jeden Morgen rund 20 Minuten zu üben. Wenn Sie möchten, können Sie morgens die Zeit nach dem Aufwachen oder/und kurz vor dem Einschlafen nutzen und im Bett einige Minuten lang die Sammlung auf den Dan-Tien-Punkt üben.

Auswahl der Übungen: Heutzutage werden in den chinesischen Krankenhäusern zahlreiche Qi-Gong-Übungen angewendet. Wenn Sie krank sind, sollen Sie der Anweisung des Arztes folgen und ein oder zwei Übungen wählen, die für Ihre Beschwerden und Ihre körperliche Verfassung geeignet sind. Es ist besser, Sie üben nur eine oder zwei Übungen ruhig und sorgfältig, als wenn Sie sich durch ein ganzes Programm hetzen, mag es auch noch so vielversprechend sein.

Der Hinweis auf die »Anweisung des Arztes« gilt natürlich vor allem für China, wo Qi Gong in Krankenhäusern und Sanatorien als Therapiemaßnahme eingesetzt wird. Bei uns müßten Sie eher aus eigenem Antrieb Ihre Qi-Gong-Übungen ausführen. Einige Menschen haben viele Übungen erlernt und wenden diese abwechselnd an. Das führt dazu, daß sie lange Zeit damit verbringen, die verschiedensten Übungen auszuführen, ohne jedoch eine einzige richtig zu können. Auf diese Weise kommen sie keinen Schritt weiter, und ihr Zustand bleibt unverändert.

Wie lange sollten Sie täglich üben? Das hängt bei Kranken natürlich von ihrem Zustand ab. Wenn chinesische Ärzte einem bettlägrigen Patienten Qi Gong verordnen, sollte er etwa vier Stunden pro Tag üben. Ist der Patient schon von seiner Erkrankung geheilt und soll weiterüben, um seine Gesundheit zu kräftigen, dann gelten zwei Stunden täglich als angemessen. Gesunde Menschen, die es auch bleiben wollen und viel Zeit zur freien Verfügung haben, können ein bis zwei Stunden täglich Qi Gong machen. Üben Sie Qi Gong möglichst täglich zur selben Zeit, z. B.

morgens vor dem Aufstehen eine halbe Stunde und abends vor dem Zubettgehen eine halbe Stunde, bis daraus eine Gewohnheit wie das Zähneputzen entstanden ist. Die Übung am Morgen empfiehlt sich, denn durch sie können Sie Energie für den ganzen Tag sammeln. Wichtig ist vor allem, daß Sie täglich Qi Gong üben.

Empfohlene Übungszeiten: Bei schwerer Erkrankung: täglich bis zu vier Stunden. Bei der Rekonvaleszenz: täglich zwei Stunden. Für Gesunde mit viel Zeit (Rentner): täglich ein bis zwei Stunden. Für Gesunde mit wenig Zeit: täglich 20 Minuten.

Die Länge der Übungszeiten wirkt vielleicht auf einige abschreckend. Wenn Sie aber schwimmen gehen, Tennis spielen oder eine andere Sportart betreiben, hören Sie auch nicht nach zehn Minuten wieder auf. Qi Gong bietet zudem noch den Vorteil, daß Sie es auch auf dem Weg zur Arbeit oder während anderer Wartezeiten üben können.

Einige Ratschläge:

- 20 Minuten vor Beginn der Übung sollten Sie anstrengende körperliche und auch geistige Arbeit beenden; dann können Sie geistig besser abschalten, und die Muskulatur entspannt sich leichter. Anschließend gelingt es Ihnen eher, Ihren Atem zu regulieren und in tiefe Meditation zu versinken.
  Sie sollten in ausgeglichener Stimmung sein, bevor Sie mit der Übung beginnen. Gehen Ihnen die Sorgen oder der Ärger nicht aus dem Sinn, so brechen Sie die Übung ab, und machen Sie zuerst einen Spaziergang, um sich zu zerstreuen und abzureagieren. Heutzutage gibt es Kassetten, die der Entspannung dienen, ich bevorzuge jedoch, wenn möglich, die Verspannung durch körperliche Bewegung, frische Luft oder ein klärendes Gespräch aufzulösen. Tun Sie, was immer Sie bevorzugen.
- Legen Sie vor der Übung enge Kleidungsstücke ab, und lösen Sie den Gürtel, damit die Muskeln sich entspannen und der Atem nicht blockiert wird.

- Auch bei den Übungen im Liegen oder Sitzen erwärmt sich der Körper, und es entsteht ein leichter Schweiß auf der Hautoberfläche. Damit Sie sich nicht durch Zugluft erkälten, sollten Sie Türen und Fenster geschlossen halten. Am besten, Sie lüften Ihr Zimmer in der kalten Jahreszeit vor dem Üben gut durch, damit Sie genügend frische Luft haben.
- Gegen Ende der Übung setzen Sie sich langsam vom Liegen auf. Wenn Sie im Sitzen geübt haben, so stehen Sie langsam auf und massieren Kopf und Gesicht, damit sich der Körper wieder von der Ruhe auf die Bewegung umstellen kann. So können sich der Kreislauf und die Gehirnaktivität wieder auf die Modalitäten Ihrer gewohnten Alltagstätigkeit umstellen. Wenn Sie sich unmittelbar nach der Übung zu hastig bewegen, kann es Ihnen schwindlig werden. Lassen Sie also Ihrem Körper ein wenig Zeit, sich den Umständen anzupassen.
- Qi Gong in Bewegung, wie Tai Chi oder Hui Chun Gong, sollte morgens möglichst im Freien – im Garten oder Wald – ausgeführt werden. Verbinden Sie Ihre Bewegungen mit dem Atem, und versuchen Sie gleichzeitig die innere Sammlung zu halten; dadurch werden Ihre Bewegungen anmutig und gleichmäßig, und Ruhe und Energie durchfluten Sie.
- Sie sollten die Übungen in einem ruhigen Zimmer oder an einem ruhigen Ort durchführen, damit Sie sich leichter entspannen können.
- Die tägliche Übungszeit bemessen Sie selbst nach Art der Erkrankung, Kondition, Beruf und der Ihnen zur Verfügung stehenden Zeit.
- Bei Qi Gong wählen Sie die Übungsart aus, die Ihren speziellen Bedürfnissen und Ihrer körperlichen Verfassung entspricht. Wenn Ihr Blutdruck zu hoch ist, machen Sie zuerst die »Innere ernährende Übung«, um entspannt und ruhig zu werden. Beherrschen Sie diese, können Sie zu einer Atemtechnik übergehen, die die Ausatmung betont, um das parasympathische Nervensystem anzuregen und übermäßige Spannungen abzuleiten.

Wenn Sie an Magenbeschwerden oder Atemwegserkrankungen leiden, wählen Sie die »Innere ernährende Übung«, während Erschöpfte die »Belebende Übung« ausführen sollten. Wenn Sie an sexuellen Störungen leiden, führen Sie zuerst die »Belebende Übung« und anschließend die »Fitneß-Übung« aus.
Schwache und schlanke Menschen wählen die »Innere ernährende Übung«, unabhängig davon, ob sie krank oder gesund sind. Diese Übung führt Energie zu und kräftigt den Körper. Korpulente Personen sollten die »Belebende Übung« wählen und sie im Stehen ausführen.

- Achten Sie auf Ihre Ernährung! Essen Sie je nach Ihrer persönlichen Situation eventuell mehr Fleisch, Eier, Fisch, Gemüse oder andere nahrhafte Speisen. Ausgewogenheit ist auch hier das Zauberwort. Wenn Sie Magen- oder Verdauungsstörungen haben, nehmen Sie besser drei kleinere Hauptmahlzeiten und zwei Zwischenmahlzeiten ein, ohne sich jedoch dabei zu überessen. Korpulente Patienten und solche, die an Bluthochdruck oder Erkrankungen der Herzkranzgefäße leiden, müssen sich beim Essen einschränken und mehr Obst und Gemüse zu sich nehmen.
- Die meisten Frauen können Qi Gong auch während ihrer Periode üben. Die innere Sammlung auf den Dan Tien oder Unterbauch kann jedoch bei einigen Frauen die Periode verlängern und die Blutungen verstärken. Setzen Sie in diesem Falle so lange mit der Übung aus, bis die Periode vorüber ist. Wenn Sie Qi Gong im Gehen oder Hui Chun Gong üben, *müssen* Sie während der Periode mit dem Üben aussetzen. Wenn die Blutung gegen Ende der Periode nur noch schwach ist, können Sie wieder mit Qi Gong beginnen. Sammeln Sie sich dann innerlich nicht auf den Dan-Tien-Punkt, sondern auf das Gebiet zwischen den Brustwarzen oder auf den Oberbauch.
- Menschen, die ernster krank sind, sollten für einige Zeit ihre täglichen Pflichten zugunsten der Qi-Gong-Übungen auf das Notwendigste beschränken. Personen, die

schwer erkrankt sind und an Störungen der Sexualorgane leiden, sollten den sexuellen Verkehr stark einschränken, weil sie sonst ihre Körperenergie auf Kosten der Gesundheit verbrauchen. Erfahrene chinesische Ärzte geben in diesen Fällen den Rat, 100 Tage lang auf Geschlechtsverkehr zu verzichten. Die Bewahrung der Sexualenergie ist eines der wichtigsten Grundprinzipien der taoistischen Sexuallehre und Gesundheitslehre. Was immer man davon halten mag, in den oben geschilderten Fällen ist es sicherlich auch nach westlichen Gesichtspunkten vernünftig, sich eine Zeitlang sexuell zu beschränken.

- Führen Sie die »Innere ernährende Übung« nicht aus, wenn Sie gerade Hunger haben, denn sie regt die Verdauungsfunktionen noch mehr an, und Sie werden abgelenkt, weil Sie dauernd an Essen denken müssen. Die »Belebende Übung« dagegen sollte nicht direkt nach einer größeren Mahlzeit ausgeführt werden, weil die Stellung mit gekreuzten Beinen bei vollem Magen verhindert, daß die Vitalenergie zum Dan Tien herabsinken kann. Warten Sie also mindestens eine halbe Stunde nach dem Essen, bis Sie mit der »Belebenden Übung« beginnen.
- Qi Gong in Bewegung erfordert eine ganz besondere Aufmerksamkeit und Sorgfalt, denn es unterscheidet sich von den sonst üblichen Bewegungsübungen. Bei Qi Gong in Bewegung löst nämlich allein die Vitalenergie die Bewegungen des Körpers aus. Folgende Punkte sind dabei zu beachten: Üben Sie in einem geräumigen Zimmer oder im Freien auf sauberem, flachem Boden.
  Anfänger sollten sich so lange von einem Lehrer anleiten lassen, bis sie die Übung ganz alleine beherrschen.
  Unterbrechen Sie die Übung nicht abrupt. Müssen Sie aus irgendeinem Grunde weggehen, so beenden Sie zuerst die Übung und bringen die Bewegungen langsam zum Abschluß.

Haltung, Atmung und Meditation

Da nicht alle in der gleichen körperlichen Verfassung sind und es unterschiedliche Übungen gibt, können die verschiedensten Reaktionen entstehen. Hier folgt zunächst ein kurzer Überblick über die verschiedenen Haltungen beim Qi Gong. Später wird noch besonders auf die Atmung eingegangen.

Die Stellungen sind ein wichtiger Bestandteil des Qi Gong. Sie sollten gemäß Ihrer Erkrankung, Verfassung und Gewohnheit eine entsprechende Stellung auswählen, um gute Resultate zu erzielen. Die jeweilige Haltung, in der Sie üben, wirkt sich auf die Funktion der verschiedenen Organe aus. So beeinflussen z. B. unterschiedliche Stellungen die Funktionen des Magens auf verschiedene Weise.

- Menschen, die an Verdauungsstörungen leiden, sollten nicht im Stehen üben. Bei mangelhafter Peristaltik des Verdauungssystems sollten Sie beim Üben auf der rechten Seite liegen.

Die Übung im Liegen ist geeignet für:

- Menschen, die mehr Energie gewinnen wollen,
- Menschen, die Entspannung brauchen,
- ältere und geschwächte Menschen, Schwerkranke und Schwache.
- Menschen mit Magenbeschwerden, Lungen- oder Herzerkrankungen. Die liegende Haltung ist leicht einzunehmen und erschöpft Sie nicht. Sie fördert die Peristaltik des Magen-Darm-Trakts und macht Appetit.

Die Übung im Stehen eignet sich:

- für jüngere Menschen, die an wenigen Beschwerden leiden. Auch korpulente Personen sollten lieber im Stehen üben.
- für Menschen, die an einer Überfunktion der Verdauungsorgane leiden, an Spannungsgefühlen oder an Benommenheit und Schwindel; ebenso für Personen, die viel sitzen und zuwenig körperliche Bewegung haben.

- für Nervöse und Menschen mit hohem Blutdruck und für all jene, die im Liegen zu schnell einschlafen.

Die Übung im Stehen hilft dieser Gruppe, Energie zu tanken, zu entspannen und ihren Körper zu kräftigen.

Die Übung im Sitzen tut allen Menschen gut.

Bei den Übungen ist es sehr wichtig, den ganzen Körper zu entspannen, ob Sie nun gerade stehen, sitzen, liegen oder gehen. Bei der Übung im Sitzen setzen Sie sich auf einen Stuhl, ein hartes Bett oder auf den Boden. Wenn Sie die »Belebende Übung« ausführen wollen, so wählen Sie entweder den Schneidersitz oder den Halblotossitz; beide Haltungen sind leicht einzunehmen. Sorgen Sie dafür, daß sie bequem auf einem Kissen oder Polster sitzen.

Anfängern schlafen meist die Beine ein, wenn sie eine Zeitlang im Schneidersitz sitzen. Ändern Sie dann die Lage der Beine ein wenig, oder stehen Sie auf und bewegen Sie sich, dann wird das Taubheitsgefühl in den Beinen schnell verschwinden. Anschließend können Sie wieder dieselbe Stellung einnehmen. Falls das Taubheitsgefühl zu stark ist, massieren Sie Ihre Beine. Nach einiger Zeit werden die Taubheitsgefühle in dieser Stellung immer schwächer werden und dann von selbst verschwinden.

Wenn Sie den Schneidersitz zu ermüdend finden, können Sie sich auf einen Stuhl oder Sessel setzen und die Beine ausstrecken, die Arme liegen dabei auf den Lehnen. Wichtig ist, daß Sie den Rücken dabei gerade halten, denn wenn Ihre Wirbelsäule krumm oder schlaff ist, werden Sie nur träge und schlafen ein.

Bei der Übung im Liegen legen Sie sich ein dickes Kissen unter den Kopf, wenn Sie in Rückenlage üben. Das verhilft Ihnen zu einer freieren Atmung. Sie können beim Üben sowohl auf der rechten als auch auf der linken Seite liegen. Nach dem Essen legen Sie sich auf die rechte Seite, denn diese Stellung fördert den Weitertransport der Nahrung vom Magen zum Darm. Zu anderen Zeiten nehmen Sie die linke Seite oder wechseln die Seiten.

Wenn Sie in Rücken- oder Seitenlage üben, wählen Sie

eine feste Unterlage. Es ist nämlich schwer, auf einer weichen Matratze oder einem Sofa die richtige Stellung beizubehalten. Wenn Sie die Übung halb liegend ausführen, müssen Sie ein oder mehrere Kissen unter Kopf und Nakken legen, die Beine ausstrecken und die Arme neben den Körper legen.

Anfangs sollten Sie die Rücken- oder Seitenlage bevorzugen. Nach zwei bis drei Wochen, wenn Sie mit der Atemübung schon vertraut und kräftiger geworden sind, können Sie auch im Sitzen üben. Später üben Sie abwechselnd im Sitzen, Liegen oder auch nur noch im Sitzen. Solange Ihnen das Üben im Sitzen noch schwerfällt, sollten Sie sich nicht dazu zwingen, sondern lieber noch eine Zeitlang im Liegen üben. Verpassen Sie aber nicht den Zeitpunkt, in dem Liegen für Sie nur noch eine Bequemlichkeit darstellt. Wenn Sie nämlich im Sitzen üben können, sind Sie viel unabhängiger: Auch während Sie bei einem Spaziergang auf einer Parkbank rasten oder mit dem Omnibus fahren, können Sie die Zeit für eine Übung nutzen.

Die Übung in halb liegender Position ist besonders für Personen mit Herzerkrankungen und Bronchitis geeignet; sie verhilft ihnen zu einer freieren Atmung und lindert das Druckgefühl im Brustkorb.

Egal, welche Stellung Sie auch einnehmen, entspannen Sie dabei den ganzen Körper, und nehmen Sie eine bequeme, natürliche Haltung ein. Wenn sich irgendein Teil des Körpers unbehaglich fühlt, machen Sie eine Pause, entspannen Sie noch intensiver, oder ändern Sie die Stellung.

Bei der Behandlung einer speziellen Störung müssen Sie sich nicht auf nur eine einzige Stellung beschränken, sondern Sie können abwechselnd in verschiedenen Stellungen üben. Wenn Sie sich in einer gewohnten Stellung müde und unwohl fühlen, wählen Sie eine andere. Personen, die an mehreren Erkrankungen leiden, sollten die verschiedenen Übungsstellungen miteinander kombinieren. Wenn Sie z. B. eine Magensenkung haben und gleichzeitig an zu hohem Blutdruck leiden, ist es nötig, im Stehen und im Liegen zu üben. Magensenkungen werden nämlich durch Qi-

Gong-Übungen im Liegen und Bluthochdruck durch Übungen im Stehen behandelt. Einige schlafen ein, wenn sie im Liegen üben. Wenn Sie zu diesem Personenkreis gehören, können Sie die eine Hälfte der Übungen im Liegen ausführen und dann im Sitzen oder Stehen weitermachen. Sie können auch im Sitzen beginnen und später zum Liegen übergehen.

Es ist sehr wichtig, den Atem während der Qi-Gong-Übung zu regulieren. Wenn Sie sich von Ihren Beschwerden befreien und voller Energie sein wollen, sollten Sie sorgfältig darauf achten, da Sie sonst wenig Erfolg haben werden.

Atmen sie ganz natürlich während der Übung, und ziehen Sie nicht zuviel Luft auf einmal ein. Atmen Sie auch nicht bis zur äußersten Grenze ein, sondern achten Sie auf gleichmäßige und sanfte Atemzüge. Wenn Sie zu tief einatmen, wird der Atem kurz und schnell, außerdem bekommen Sie noch Herzklopfen. Forcieren Sie auch die Ausatmung nicht, sonst ringen sie bald nach Luft. Wenn Sie den Atem nach dem Ein- oder Ausatmen anhalten, so darf das nicht mit Anstrengung geschehen. Beim Anhalten des Atems konzentrieren Sie sich innerlich auf den Dan Tien. Es kann zu den verschiedensten Beschwerden führen, wenn Sie sich abmühen, den Atem zu lange anzuhalten.

Die Zahl der Atemzüge pro Minute hängt immer von der Person selbst ab. Es gibt keine feste Regel dafür. Ebensowenig gibt es eine schlüssige Beziehung zwischen der Anzahl der Atemzüge pro Minute und der Heilwirkung. Konzentrieren Sie sich beim Atemanhalten auf den Dan Tien. Auf keinen Fall sollten Sie sich zwingen oder anstrengen, die Zahl Ihrer Atemzüge pro Minute zu verringern. Atmen Sie immer natürlich, sanft, langsam und lautlos und durch die Nase ein und aus. Menschen, die zu enge Nasengänge haben oder an Erkrankungen der Atemwege leiden, können gleichzeitig durch Nase und Mund oder auch nur durch den Mund atmen.

Unterschiedliche Menschen und unterschiedliche Störungen erfordern auch verschiedene Atemmethoden. Einige müssen durch die Nase ein- und ausatmen, andere atmen durch die Nase ein und durch den Mund aus. Wieder andere atmen durch den Mund ein und durch die Nase aus. Die allgemein übliche Praxis ist jedoch das Ein- und Ausatmen durch die Nase.

Bei den Atemübungen, besonders bei der »Inneren ernährenden Übung«, bewegen Sie die Zunge auf und ab. Bei der »Belebenden Übung« wird die Zungenspitze an den Gaumen gehalten und bleibt während der ganzen Übung dort. Das ist auch die Methode, die ich als sicherste und einfachste allgemein empfehle. Viele Menschen, die einmal mit Qi-Gong-Übungen angefangen haben, ist es schon zur Gewohnheit geworden, auch im Alltag die Zungenspitze an den Gaumen zu legen. Besonders die Taoisten befürworten diese Zungenstellung, denn sie sind der Ansicht, daß dadurch der große und kleine Energiekreislauf des menschlichen Körpers ungehindert fließen kann. Die Aufundabbewegung der Zunge erfordert Ihre ganze Aufmerksamkeit und sorgt auf diese Art und Weise dafür, daß ablenkende und störende Gedanken ferngehalten werden und Sie langsam in die tiefe Meditation hineingeführt werden. Zusätzlich vermehrt sich dadurch der Speichel, und der Appetit wird angeregt. Halten Sie die Zungenspitze beim Üben nur leicht an den Gaumen, so daß die Zungenmuskulatur nicht angestrengt wird. Achten Sie nicht krampfhaft auf die Bewegung der Zunge, sonst wird Ihre Sammlung auf den Dan Tien nur abgelenkt.

Anfänger sollten sich beim Erlernen der Bauchatmung nicht allzu angestrengt darum bemühen. Stellen Sie sich einfach vor, daß Sie die Vitalenergie zum Dan Tien oder Unterbauch und wieder zurück lenken. Dabei dehnt sich der Bauch gleichzeitig mit der Atmung aus oder zieht sich wieder zusammen. Anfangs bewegt sich der Unterbauch nicht so, wie er sollte; wenn Sie jedoch eine Zeitlang geübt haben, gelingt es Ihnen, die Vitalenergie mit Erfolg zu lenken, und Ihr Unterbauch hebt und senkt sich dann gleichzeitig ganz leicht mit den Atemzügen. Die klinische Praxis hat gezeigt, daß Personen mit hohem Blutdruck, Verstopfung, Verdauungsbeschwerden, Magengeschwür oder Magensenkung durch die Bauchatmung geholfen wird. Achten Sie während der Bauchatmung nicht auf die Einatmung, die ganz natürlich geschieht, sondern versuchen Sie nur die Ausatmung ganz sanft zu verlängern. Personen mit hohem Blutdruck dürfen den Atem nicht anhalten, denn dadurch kann der Blutdruck steigen! Personen mit niedrigem Blutdruck, lebhafter Verdauung, Kolitis oder nervösem Magen sollten während der Bauchatmung länger einatmen, ohne sich dabei jedoch anzustrengen.

Die Lenkung der Vitalenergie zum Dan Tien und ihre Visualisierung ist unverzichtbar beim Qi Gong. So verwandelt sich nämlich die Lungenatmung langsam in die Bauchatmung. Bei der Bauchatmung bewegt sich das Zwerchfell während des Einatmens nach unten, und der Unterbauch dehnt sich aus. Während des Ausatmens schiebt sich das Zwerchfell wieder nach oben, und der Unterbauch zieht sich zusammen. Stellen Sie sich vor, daß Sie während der Einatmung die Luft zum Dan Tien im Unterbauch lenken. Nach einiger Übung spüren Sie, wie die Vitalenergie zugleich mit der Bewegung der inneren Organe hinunter zum Dan Tien geleitet.

Als Anfänger sollten Sie sich jedoch nicht allzusehr darum kümmern und sich auf keinen Fall dabei anstrengen. Üben Sie lieber geduldig und sanft weiter; wenn Sie nämlich den Atem mit Mühe zum Dan Tien hinunterdrükken, wird Ihnen das nicht guttun.

Die Atemübung erfordert, daß Sie störende Gedanken fernhalten und sich in tiefe Meditation versenken können. Je mehr Zeit Sie der Übung widmen und je intensiver Sie üben, desto leichter erreichen Sie die Tiefenentspannung, und desto größer wird auch Ihr Erfolg sein. Es gibt mehrere Methoden, um Gedanken fernzuhalten. Die folgenden sind die gebräuchlichsten.

- Versuchen Sie, innerlich ruhig zu werden.

Beenden Sie zehn Minuten vor Beginn der Qi-Gong-Übung alle Freizeit- und Sportaktivitäten und auch das Lesen, damit das Gehirn sich beruhigt.

• Blicken Sie mit geschlossenen und nach oben gerichteten Augen auf Ihre Nasenwurzel. Damit ist genau die Stelle zwischen den Augenbrauen gemeint, die auch als sogenanntes drittes Auge bekannt ist. Wenn diese Augenstellung Sie zu sehr anstrengt, dann wählen Sie einen Punkt, der etwa einen halben Meter von Ihrer Stirn entfernt vor Ihnen in Höhe des dritten Auges liegt. Vermeiden Sie auf jeden Fall die häufig empfohlene Methode, Ihre Nasenspitze zu fixieren – das führt letztendlich nur zu Augenschmerzen und angestrengtem Tränenfluß. Diese Technik verhilft Ihnen dazu, sich auf einen Punkt zu konzentrieren und in Meditation zu versinken. Sie sollten dabei nicht mit den Augen starren, sondern die Aufmerksamkeit eher schweben lassen. Andernfalls könnten Sie müde und benommen werden, was einer tiefen Meditation nur im Wege steht. Schließen Sie Ihre Augen nie ganz fest, denn dann schlafen Sie leicht ein oder gleiten in Tagträume ab.

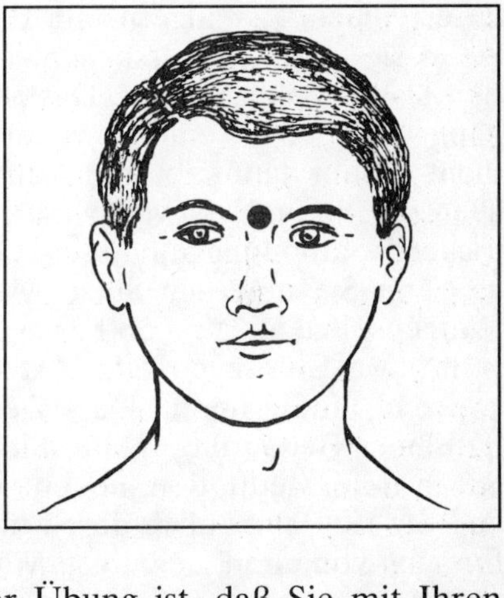

Das »dritte Auge«. Konzentrieren Sie sich mit geschlossenen Augen auf diese Stelle.

Das Besondere an dieser Übung ist, daß Sie mit Ihren Augen direkt in ein Energiezentrum hineinsehen, das mitten in Ihrem Gehirn liegt: Das Zentrum der endokrinen Drüsen, Hypophyse, Hypothalamus und Epiphyse, liegt in diesem Gebiet. Taoistische Mediziner kennen diese Zone als Oberstes Zinnoberfeld oder Shang Dan Tien. Es ist ganz erstaunlich, wie beruhigend es ist, die Augen zur Nasenwurzel gerichtet zu halten, viele Menschen berichten spontan von einem Lichterlebnis, das ihnen eine lange und beglückende Meditationszeit geschenkt hat. Es ist vor allem diese Übung, die ich Ihnen besonders ans Herz legen möchte; sie ist eine wichtige Voraussetzung für den inneren Frieden und die Ausgeglichenheit, die wir durch Qi Gong anstreben.

Lassen Sie sich nicht durch den anderslautenden Ratschlag, man müsse die Nasenspitze fixieren, um meditieren zu können, verleiten: Hier handelt es sich schlicht und einfach um einen Übersetzungsfehler: Die Nasenwurzel wurde mit der Nasenspitze verwechselt, und dieser Fehler geistert nun munter durch die westöstliche Literatur.

Richten Sie beim Qi Gong Ihre Aufmerksamkeit auf den Dan Tien im Unterbauch. Diese Sammlung hilft, störende Gedanken abzuleiten und ein ruhiges Meditationsstadium zu erreichen. Anfängern fällt das meistens schwer, auch wenn sie ernsthaft versuchen, ihre Aufmerksamkeit auf den Dan Tien zu richten. Das ist ein ganz normaler Vorgang – machen Sie einfach weiter, und plagen Sie sich auch nicht zu sehr damit ab, Ihre Aufmerksamkeit auf den Dan Tien zu richten. Es ist viel besser, ohne Anspannung und in lockerer Sammlung auf diesem Gebiet zu verweilen.

Wenn Sie innerlich Sätze wiederholen und dabei die Zungenspitze auf und ab bewegen, erhöht sich Ihre Konzentration. Störungen jeder Art kommen dann nicht mehr so leicht an Sie heran. Das Wiederholen von Sätzen mit heilsamer Bedeutung tröstet Sie, heitert Sie auf und läßt Sie in tiefe Meditation gleiten. Außerdem führt es dazu, daß Sie sich allmählich durch diese positive Selbstbeeinflussung von alten, negativen Mustern lösen, die Sie belasten.

Wer immer sich in einem starken negativen Fluidum befindet, zieht immer stärkere negative und belastende Störungen zu sich. Deshalb kann man leider häufig sagen, daß Personen, die einmal erkrankt sind, immer weitere Gesundheitseinbrüche körperlicher oder psychischer Art nach sich ziehen. Jeder von uns kennt Beispiele von bedauernswerten Menschen, denen kaum zu helfen ist und auf die ein Unglück nach dem andern hereinbricht. Um aus der dunklen Wolke der Negativität herauszukommen, gibt es zwei Wege: Beim ersten muß der Betreffende mit allem Gewohnten brechen und eine gänzlich andere Richtung einschlagen – eine Empfehlung, die verständlicherweise vielen zu schwer fällt, ganz abgesehen davon, daß sie nicht wissen, wie sie zu bewerkstelligen ist. Der zweite Weg ist sanfter und braucht seine Zeit: Durch geduldige Selbstbeeinflussung werden allmählich die schädlichen Muster gelöscht.

Wenn Sie zu letzterem greifen, vermeiden Sie bei Ihrer Übung umfangreiche Sätze, sonst müssen Sie sich zu langen Atemzügen zwingen. Die Folgen dieser gewaltsam verlängerten Atemzüge sind Benommenheit, Kopfschmerzen, beschleunigter Herzschlag oder Verdauungsstörungen.

Wenn Sie während der Übung die Atemzüge zählen, sind Sie ganz und gar von der Übung gefangen und erreichen eine stille Meditation. Am besten hat es sich bewährt, wenn Sie immer wieder von eins bis zehn zählen und dann wieder von vorne anfangen. Selbst Akademiker unter Ihnen werden erstaunt sein, wie schwer es sein kann, aufmerksam von eins bis zehn zu zählen! Diese Technik ist gut geeignet, um die Aufmerksamkeit zu erhalten: Das einfache Zählen und die kurzen Zählabschnitte lassen keinen Platz für störende Gedanken, und Sie können nicht so schnell abschweifen. Es ist aber auch möglich, innerlich den Atemzügen zu lauschen, während Sie sanft und langsam atmen. Folgen Sie dem Atem mit Ihrer Aufmerksamkeit, so als ob Sie ihm nachlauschen würden. Auch diese Technik wird Sie in die Meditation hineinführen.

Sie können auch in Ihren Körper hineinsehen, um zu einer inneren Sammlung zu kommen. Schließen Sie Ihre Augen, und betrachten Sie mit Ihrem inneren Auge die Organe in Ihrem Körper. Sie können sich z. B. dabei beobachten, wie sie ein- und ausatmen und sich Ihre Vitalenergie den Weg zum Dan Tien hinunter bahnt. Auch das verhilft manchen Menschen zu tiefer Meditation. Zwanghaften Personen ist diese Art der Kontemplation allerdings nicht zu empfehlen, denn sie kann sich zu einer fixen Idee entwickeln. Ich erinnere mich an eine Patientin, die schließlich nicht mehr davon loskam, sich Tag und Nacht die Lage ihrer Zunge oder ihrer Gallenblase vorzustellen. Die ursprünglich als entspannend empfundene Übung hatte bei ihr ein Eigenleben entwickelt, sie konnte sie nicht mehr abschalten und wurde ständig von ihren Vorstellungen gequält. In ihrem Falle führte eine homöopathische Behandlung zur Heilung.

Reaktionen auf Psyche und Körper

Wenn Sie längere Zeit geübt haben, können ganz bestimmte Reaktionen entstehen. Im allgemeinen sind es Hautsensationen oder Reaktionen des Gehirns auf die äußere Stimulation der Übungen hin. Das sind alles ganz natürliche Vorgänge. Anfänger mit solchen Reaktionen sollten sich nicht dadurch stören lassen – diese Reaktionen verschwinden ganz von selbst wieder. Aber nicht nur Anfänger werden von diesen seltsamen Befindlichkeits- und Wahrnehmungsstörungen betroffen. Auch wenn Sie schon fortgeschritten sind und jahrelang Qi Gong geübt haben, kann es Ihnen passieren, daß sich die verschiedensten »Halluzinationen« einstellen: Sie haben das Gefühl, daß Sie schweben, größer werden oder daß Ihr ganzer Körper durchsichtig und leicht geworden ist. Trotz aller Warnungen der Lehrer, diese Erscheinungen nicht wichtig zu nehmen, sind viele Qi-Gong-Schüler von ihren Erlebnissen derart besessen und begeistert, daß sie nicht davon lassen wollen.

Wer sie einmal erfahren hat, weiß, wie berauschend diese Erfahrungen sein können. Einigen Menschen steigen sie so zu Kopf, daß sie glauben, sie seien das eigentliche und wichtigste Erlebnis der Qi-Gong-Übungen. Nicht nur im – mit diesen Erscheinungen nicht vertrauten – Westen, sondern auch in China selbst kann dieses Mißverständnis zu ernsteren psychischen Störungen führen. Das trifft natürlich besonders auf labile Personen zu. Gerade diese Reaktionen führen immer wieder dazu, daß in chinesischen Zeitungen mit schöner Regelmäßigkeit vor dem exzessiven Ausüben von Qi Gong gewarnt wird. Mir ist bekannt, daß stundenlanges, rauschhaftes Üben von Qi Gong eine stattliche Anzahl von Chinesen in psychiatrische Anstalten gebracht hat.

Um so unverständlicher ist es mir, daß gerade im Westen wirkende chinesische Lehrer mit diesen an sich harmlosen und unwesentlichen Erscheinungen ihre erleuchtungswilligen Schüler zu ködern versuchen. Der beste Ratschlag lautet hier jedoch keinesfalls, diese Erlebnisse anzustreben, sondern sie wie Wolken am Himmel vorüberziehen zu lassen und zu vergessen. Wem das nicht genügt, der kann sich darüber freuen, denn sie sind vorübergehende Begleiterscheinungen, die sich nur nach aufmerksamem Üben einstellen. Das ist aber auch schon alles.

Die häufigsten Reaktionen auf Qi Gong

Sensationen: Einige Menschen bekommen an einzelnen Körperteilen oder am ganzen Körper einen Juckreiz oder ein Kribbeln. Andere wiederum haben das Gefühl, als ob Körperteile schwer würden oder als ob etwas auf sie drükken würde. Es kommen auch Empfindungen von Wärme, Kälte, Leichtigkeit oder Schwere vor. All das sind mögliche Auswirkungen der Übung; kümmern Sie sich nicht allzusehr darum, üben Sie einfach weiter. Alle diese Erscheinungen verschwinden wieder von selbst.

Es gibt auch andere Reaktionsweisen. Einige Menschen merken zum Beispiel, daß sie weniger von Gedanken abgelenkt werden als früher und daß ihr Nervensystem nicht mehr überempfindlich auf äußere Reize reagiert. Sie werden sich einer inneren Stille bewußt, die sich in ihnen ausbreitet und die weder durch laute noch durch leise Geräusche beeinträchtigt wird.

Appetit: Die klinische Praxis hat gezeigt, daß sich die Verdauung und der Appetit durch die energetische Therapie verbessern. Zu magere Personen bekommen einen guten Appetit und nehmen schnell an Gewicht zu. (Korpulente Personen sollten natürlich ihre Nahrungsaufnahme einschränken und mehr Obst und Gemüse essen.)

Anregung des Stoffwechsels: Die Atemübungen wirken anregend auf den Stoffwechsel. Jeder Mensch zeigt entsprechend seiner Konstitution andere Reaktionen. Einigen Personen wird warm, und sie schwitzen leicht, wenn sie üben; sie fühlen sich dabei aber frisch und wohl. Das ist eine ganz natürliche Erscheinung.

Wenn Sie jedoch bei normalen Temperaturen so schwitzen, dann sollten Sie weniger üben und sich bei der Konzentration auf das Dan-Tien-Gebiet nicht so sehr anstrengen. Ziehen Sie sich auch leichter an, dann wird sich diese Reaktion nach ein paar Tagen verlieren.

Die Aufundabbewegungen der Zunge während der Übung vermehren den Speichelfluß. Schlucken Sie diesen Speichel in kleinen Schlucken, und stellen Sie sich dabei vor, wie er zum Dan Tien hinunterfließt. Durch diese Vorstellung helfen Sie Ihrer Vitalenergie, den Dan Tien leichter zu erreichen und unterstützen die Bauchatmung.

Einige müssen nach der Übung häufiger Wasser lassen als zuvor, bei anderen wachsen Haare und Nägel schneller. Das weiße Haar einiger Menschen kann durch die Übung wieder dunkler werden, und trockene oder grobe Haut wird glatt und strahlend. Bei vielen Qi-Gong-Übenden kann man sehen, daß die jugendliche Frische wieder zurückkommt. Das alles sind vielbeobachtete Auswirkungen der Qi-Gong-Übung.

Verbesserung der sexuellen Funktion: Während Sie mit Hilfe der Atemtherapie wieder zu Kräften kommen, steigert sich auch Ihr sexuelles Verlangen. Das ist ganz normal und ein Zeichen von Gesundheit. Wenn Sie zuvor jedoch krank waren, sollten Sie sich aber selbst Beschränkungen auferlegen, um vollständig gesund zu werden.

Schwäche der männlichen Potenz kann mit speziellen Bewegungen während der Atemtherapie behoben werden. Schließen Sie dabei die Augen, und verdrehen Sie sie in Ihrer Vorstellung so, daß Sie in Richtung Ihres Scheitels blicken. Gleichzeitig atmen Sie ein, berühren mit der Zunge den Gaumen und ziehen die Muskeln von Hoden und After zusammen. Halten Sie den Atem nach der Einatmung so lange an, wie Sie können, und atmen Sie erst dann aus. Zugleich mit der Ausatmung lassen Sie auch die Beckenbodenmuskulatur wieder los.

Ein Tip bei Potenzstörungen: Jeder Mann, der an Potenzstörungen leidet, sollte die Schließmuskeln des Afters nach dem Wasserlassen etwa eine Minute lang hoch- und zusammenziehen. Das fühlt sich etwa so an, als ob Sie den Drang zum Wasserlassen unterdrücken würden. Massieren Sie auch Ihren Unterbauch, und halten Sie dabei Ihre Hoden in den Händen, wie bei der Fitneß-Übung beschrieben. Tun Sie das morgens und abends; nach einiger Zeit werden Sie die Wirkung spüren.

Üben während der Periode: Wenn die Periode nicht allzulange dauert und nicht zuviel Blut verloren wird, kann eine Frau wie gewohnt mit ihren Übungen fortfahren. Das gilt jedoch nicht für Qi Gong im Gehen oder die Hui-Chun-Gong-Übungen – beide sind während der Menstruation verboten, denn sie verstärken den Blutfluß ungemein. Wenn Sie sehr viel Blut verlieren oder eine lange Periode haben, sollten Sie sich beim Üben nicht auf den Unterbauch konzentrieren, sondern auf die Brustmitte, auf die Zehen oder den mittleren Teil der Fußsohlen. Sie können auch die Sammlung auf bestimmte Körperpunkte während dieser Zeit ganz aufgeben. Ich empfehle den Frauen, diese natürliche Zeit des Rückzugs in sich selbst zu beachten. Im

Gegensatz zu dieser jahrtausendealten Erfahrung werben die Binden- und Tamponhersteller gerade mit dem Gegenteil: Die moderne Frau besinnt sich nicht mehr auf sich selbst, sondern ist während dieser Zeit sogar extrem sportlich aktiv. Wenn man diese Art von Werbung ganz unbefangen und mit Humor betrachtet, dann müssen Tampons oder Binden ein unverzichtbarer Teil des sportlichen Lebens sein. Denn man kann ja beinahe alles mit ihnen: schwimmen, reiten, Tennis spielen . . .

Qi Gong in Ruhe ist während der Periode die angemessene Art, zu üben und etwas für sich selbst zu tun. Atmen Sie natürlich ein und aus, lenken Sie den Atem dabei nicht zum Dan Tien, sondern eher zu den Fußsohlen oder dem »dritten Auge«. Frauen, die an außerordentlich starken Blutungen leiden oder eine sehr lange Menstruation haben, pausieren am besten für einige Tage. Frauen, die am Ausbleiben der Regelblutung leiden, sollten natürlich weiterüben und sich während der Übung innerlich auf den Dan Tien oder das Perineum sammeln.

Es gibt nur ganz wenige Menschen, die nicht mit großem Wohlbefinden auf die Qi-Gong-Übungen reagieren. Bei den meisten stellen sich während der Übungen eine angenehme Wärme, eine wohlige Entspannung und das Gefühl von vermehrter Energie ein. Dennoch möchte ich kurz über mögliche, wenn auch sehr seltene Störungen sprechen und erklären, wie man Abhilfe schaffen kann.

Einige Menschen beginnen völlig erschöpft nach einem langen Arbeitstag Qi Gong zu üben. Womöglich nehmen sie noch eine ungeschickte, »entspannende« Haltung ein, die in Wirklichkeit aber nur schlaff und spannungslos ist. Wenn sie dann noch die Vorstellung haben, daß sie mindestens eine halbe Stunde üben müssen, machen sie so ziemlich alles falsch, was man nur falsch machen kann.

Üben Sie nicht abends, wenn sie völlig ausgelaugt sind. Es ist viel besser, den Morgen zu nutzen, um das Energiefeld für den ganzen Tag aufzubauen. Eine schlaffe Haltung ermüdet selbst einen frischen Menschen. Haben Sie schon einmal ausprobiert, wie müde Sie sich fühlen – wenn Sie sich mit einer Haltung, die eigentlich Erschöpfung ausdrückt, bewegen oder ausruhen? Ihre Haltung beim Qi Gong sollte eine gewisse innere und wohltuende Spannung ausdrücken – so können Sie den Atem und die Energie erst richtig spüren. Werfen Sie also gelegentlich beim Üben einen Blick in den Spiegel, oder lassen Sie Ihre Haltung von einer anderen Person korrigieren. Sie werden merken, daß solche Korrekturen ein großer Gewinn für Ihre Übung sind.

Wenn Sie glauben, daß nur Übungen, die lange dauern und anstrengend sind, Ihnen einen Gewinn bringen, dann irren Sie. Qi Gong sollten Sie als normaler, gesunder Mensch ohne besondere Gesundheitsprobleme nur 20–30 Minuten lang täglich üben. Sie machen nichts besser und gewinnen nicht mehr Energie, wenn Sie exzessiv üben. Nehmen Sie sich jeden Morgen nur 20 Minuten Zeit für Qi Gong, und Sie werden genug Energie für den ganzen Tag haben.

Wenn Sie im Liegen oder Sitzen üben und dazu neigen einzuschlafen, empfehle ich Ihnen, zuvor ein heißes Getränk zu trinken. Schließen Sie auch die Augen nie ganz wie beim Zubettgehen, sondern lassen Sie sie einen Spalt offen – auch das hindert Sie am Einschlafen. Sorgen Sie dafür, daß Ihre ganze Aufmerksamkeit mit der Übung beschäftigt ist, dann kommt keine Langeweile auf, und Sie werden nicht schläfrig. Falls Sie aber tatsächlich einmal richtig müde sind, ist es besser, ein wenig zu schlafen, als sich unlustig durch ein Übungsprogramm zu quälen. Das soll jedoch keine Ausrede für die Faulen sein, denn eine leichte Müdigkeit läßt sich durch Qi Gong schnell vertreiben.

Wenn Sie versuchen, Ihren Atem zu kommandieren, oder die Bewegungen zu schnell ausführen, können Sie kurzatmig werden oder leichtes Herzklopfen bekommen. Versuchen Sie in diesem Falle, ruhig ein- und auszuatmen und sich langsamer und sanfter zu bewegen.

Manche Menschen erschrecken während des Übens durch ein lautes Geräusch oder wenn sie jemand berührt.

Niemand ist davor geschützt, daß in der Nähe ein lautes Geräusch entsteht, sei es nun ein Flugzeug, eine Klingel oder das Knattern eines Lastwagens. Wenn Sie sehr geräuschempfindlich sind, empfehle ich Ihnen, während des Übens eine Kassette mit leiser Entspannungsmusik laufenzulassen. Dadurch werden kleinere Geräusche überspielt und größere abgemildert. Falls Sie einmal während der Qi-Gong-Übung wirklich stark erschrocken sind, sollten Sie die Übung so lange unterbrechen, bis Sie sich wieder beruhigt haben. Bei leichteren Störungen fahren Sie – vielleicht etwas langsamer – mit Ihren Bewegungen fort.

Einige Menschen wundern oder ärgern sich darüber, daß sie, trotz Qi Gong, nicht in andauernder Hochstimmung sind. Dabei werden wir von so vielen Dingen beeinflußt, sei es nun ein unerwarteter persönlicher Ärger, ein Wetterumschwung, eine ungute Mahlzeit oder einfach schlechte Laune. Qi Gong macht nicht sofort immun gegen alles, was das Leben mit sich bringt! Üben Sie einfach voll Vertrauen weiter, und Sie werden merken, daß Sie im Laufe der Zeit viel widerstandsfähiger gegen all diese Dinge geworden sind.

Nehmen wir einmal an, ein Mensch mit einem Magengeschwür hat sich nach einiger Zeit der Übung selbst geheilt. Dann ißt er einmal zu schwer oder ärgert sich über irgend etwas – und schon sind seine Magenschmerzen wieder da. Er kann aber selbst schnell die Ursache für seinen Rückfall erkennen, überwinden und ganz sicher sein, daß er trotz alledem bald weitere Fortschritte macht.

Wenn Sie lange genug geübt haben, hat sich Ihr Gesundheitszustand sehr verbessert, oder Sie sind sogar völlig gesund. Alte Erkrankungen können später wieder aufflakkern, wenn Sie ein unregelmäßiges Leben führen, sich überarbeiten, nicht auf die Ernährung achten oder mit dem Üben ganz aufhören. Schlechte Laune oder drastische Wetterveränderungen können ebenfalls zu Verschlechterungen führen. Suchen Sie nach der Ursache, und behalten Sie Ihre Übungen bei.

Ein besonders häufiger Grund für Rückfälle ist die neue

und ungewohnte »Überempfindlichkeit« des Körpers. Je länger und intensiver Sie üben, desto gesünder und sauberer ist auch die Lebensenergie geworden, die Ihre Leitbahnen nun durchfließt. Diese hat »leider« die Eigenschaft, auf Genußgifte ziemlich heftig zu reagieren. Während Sie früher ohne Probleme ein bis zwei Gläser Wein trinken konnten, wird Ihnen nach längerem Qi-Gong-Üben schon nach einem Schnapsgläschen Wein übel. Viele meiner Qi-Gong-Freunde und Schüler können von diesem Phänomen berichten, und ich selbst muß bis heute einigen Spott einstecken wegen meiner »Alkoholintoleranz«. Das gilt prinzipiell genauso für Zigarettenrauch oder die künstlichen Geschmacksverstärker in der Pizza.

Am besten ist es, Sie richten sich von vornherein darauf ein, daß Sie eben nicht mehr alles so problemlos vertragen wie früher. Das ist an sich ein sehr gutes Zeichen: Ihr gesunder Körper wehrt sich heftig und erkennt die allgegenwärtigen künstlichen Genuß- und Würzmittel als das, was sie tatsächlich sind, nämlich Giftstoffe, die von einem gutfunktionierenden Zellsystem abgestoßen werden.

Ein großer Teil von Beschwerden bei Qi Gong kommt daher, daß die Wetterverhältnisse nicht richtig beachtet werden. Denken Sie daran, daß die gesamte äußere Energie während einer stärkeren Wetteränderung wie Sturm, Föhn, drohendem Gewitter oder einem Luftdruckabfall in Bewegung ist. Der menschliche Körper hat genug zu tun, sich diesen Änderungen anzupassen, und sollte zu solchen Zeiten nicht auch noch mit Übungen, die seine Energie bewegen, belastet werden. Lassen Sie Ihren Körper in Ruhe, wenn solche Wetteränderungen im Gange sind, sonst fühlen Sie sich bald unwohl und schwindelig.

4 Zauberhafte Qi-Gong-Übungen

Reinigender Atem

Legen Sie sich flach auf den Boden, und sorgen Sie dafür, daß es Ihnen während der Übung nicht kalt wird. Die Beine sind bequem ausgestreckt, die Füße liegen im Abstand Ihrer Schulterbreite voneinander entfernt. Die Arme liegen locker neben dem Körper, die Handflächen berühren die Unterlage. Wenn es gewünscht wird, kann ein Kissen unter den Kopf gelegt werden.

Atmen Sie ganz natürlich ein und aus, und versuchen Sie dabei, Ihre Leber zu visualisieren. Wenn Sie einige Minuten entspannt geatmet haben, beginnen Sie mit der eigentlichen Übung. Pressen Sie die Lippen leicht aufeinander, und summen Sie einen Hmmmmmh-Ton beim Ausatmen. Der Ton sollte zu hören sein. Gleichzeitig lenken Sie den Atem bei der Ausatmung mit dem Summton durch die Nase, den Brustkorb bis zur Leber hinunter, die sich im rechten Oberbauch befindet. Von der Leber aus lassen Sie dann den Summton mit dem Atem durch den Bauch und das ganze rechte Bein zur Fußsohle hinausgleiten.

Es folgen einige entspannte Atemzüge mit natürlicher Atmung. Führen Sie dann den Atem bei der Ausatmung wieder mit dem Summton durch die Leber und nun durch das linke Bein hinaus. Atmen Sie dann wieder eine Zeitlang ganz natürlich, bevor Sie den Vorgang mit der Ausatmung durch das rechte Bein wiederholen.

Nach einiger Übungszeit werden Sie bemerken, daß die kurzen Einschübe mit natürlicher Atmung nicht mehr nötig sind. Sie fühlen sich dann in dieser Atemtechnik schon sicher genug, können ohne Pausen ruhig einatmen und durch die Leber und abwechselnd das rechte oder linke Bein ausatmen.

Während dieser Übung werden Sie spüren, daß die Peristaltik des Verdauungstraktes angeregt wird. Sie fühlen, daß sich im Bauchgebiet leichte Verkrampfungen zusammenballen und dann, oft hörbar, lösen. Üben Sie eine Viertelstunde, und kehren Sie dann für einige Minuten zur natürlichen Atmung zurück, bevor Sie die Übung beenden und wieder aufstehen. Es ist wichtig, daß Sie einige Zeit lang mit einem gut hörbaren Summton üben. Wenn Sie sich genügend sicher fühlen, können Sie allmählich zu einem gedachten Summton übergehen.

Die Pfirsichblüte

Auch diese Übung ist im chinesischen Bereich allgemein bekannt. Legen Sie sich bequem auf eine warme Unterlage, die Fersen liegen etwa eine Handbreit auseinander. Stellen Sie sich dann vor, daß Ihr Körper eine Röhre bildet, die innen ganz leer ist. Wenn Sie das visualisiert haben, halten Sie diese Vorstellung, und atmen Sie einige Minuten ganz natürlich aus und ein. Diese natürliche Atmung wird während der ganzen Übung beibehalten.

Stellen Sie sich dann vor, daß Ihr Atem ein Pfirsichblütenblatt trägt und es innerlich durch diese Röhre hinausweht. Dieser Vorgang wird mit einer Ausatmung und einem gedachten ganz tiefen Uuu verbunden. Die Einatmung geschieht von selbst, ohne Vorstellung und ohne Ton. Denken Sie sich bei jeder Ausatmung den tiefen Uuu-Ton, und sehen Sie zu, wie das Pfirsichblütenblatt sanft und leicht mit Ihrem Atem zu den Füßen hinausgeweht wird.

Üben Sie mindestens zehn Minuten täglich.

Diese Übung regt den Stoffwechsel des Körpers an. Sie bekommen schon nach kurzer Zeit als äußeres Zeichen dieser Veränderung einen rosigen, frischen Teint. Wenn Sie vor dem Einschlafen üben, werden Sie leichter einschlafen können, und der Schlaf wird tiefer. Diese Übung wird daher auch bei Schlaflosigkeit und nervöser Unruhe empfohlen.

Für Menschen, die allzuviel für ihre Gesundheit getan haben, und solche, die übertherapiert wurden, stellt diese Übung oft die einzige Möglichkeit dar, den aufgewühlten Körper zur Ruhe zu bringen. Heute gibt es viele Bücher, die sich mit der »Neuen Gesundheit« beschäftigen und die Rezepte und Anweisungen enthalten. Einige Menschen neigen dazu, alles auszuprobieren und, wenn sie keine Wirkung verspüren, die Dosis zu verdreifachen. Oft sagen mir Patienten: »Ich habe gleich 14 homöopathische Mittel auf einmal eingenommen.« Es erübrigt sich zu sagen, daß dann natürlich gar nichts mehr geholfen hat. Solche Personen sollten einige Zeitlang nur diese Übung durchführen! Das gleiche gilt für Menschen, die z. B. an Schilddrüsenüberfunktion oder starker Nervosität leiden.

Die wunderbare Atmung

Diese Übung tut allen Menschen gut, die im Ungleichgewicht sind. Ob Sie nun streßgeplagt, nervös und unruhig sind oder keinen Schlaf finden können – die »wunderbare Atmung« wirkt in diesen Fällen tatsächlich Wunder. Sie können im Liegen, Sitzen oder Stehen üben. Am entspannendsten ist die Übung im Liegen. Die Technik ist einfach: Sie atmen sich durch ganz bestimmte Punkte, die in der Körpermitte liegen, von der untersten Stelle im Rumpf hinaus bis zum Kopf.

Beginnen Sie damit, ein paar ruhige Atemzüge durch den ganzen Körper fließen zu lassen. Dann konzentrieren Sie sich auf die unterste Stelle des Rumpfes, den Damm, und beginnen durch diese Zone ruhig ein- und auszuatmen. Im Chinesischen wird dieser Punkt Hui Yin genannt. Sie werden bald spüren, wie es Ihnen warm wird und eine warme Energie die Beine hinabfließt.

Nach einigen Minuten dieser Erfahrung rutschen Sie mit Ihrer Aufmerksamkeit etwas höher bis zur Mitte des Unterbauches. Dort befindet sich der Punkt Guan Yuan, durch den Sie jetzt so lange ein- und ausatmen, bis Sie auch dort eine Wärme spüren, die sich im ganzen Unterbauch ausbreitet.

Gehen Sie nun ein Stückchen weiter nach oben, und beatmen Sie den Punkt Zhong Wan, der genau zwischen Brustbein und Nabel auf Magenhöhe liegt. Auch hier atmen Sie nur durch diesen Punkt. Der Unterkörper und die

Beine sind wohlig warm und von Energie erfüllt. Warten Sie so lange, bis sich auch Ihr Magengebiet entspannt hat und sich warm und gut anfühlt.

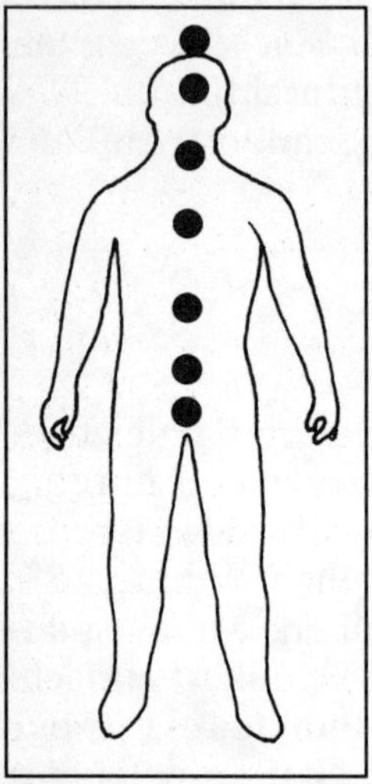

Die wunderbare Atmung wird durch diese Körperpunkte gelenkt.

Gehen Sie jetzt weiter nach oben bis auf die Stelle, die auf dem Brustbein genau in Höhe der Brustwarzen liegt (siehe Abb. S. 43). Dieser Punkt wird Shan Zhong genannt. Entspannen Sie dieses Gebiet mit dem Atmen, und warten Sie so lange, bis Sie auch hier Wärme und Energie spüren.

Der nächste Punkt, Tian Tu, befindet sich genau in der Halsgrube. Atmen Sie hinein, bis sich all Ihre Spannungen gelöst haben.

Als nächstes richten Sie Ihre Aufmerksamkeit auf die Stelle zwischen den Augenbrauen. Atmen Sie durch den Punkt Yin Tang ein und aus, bis Sie spüren, daß Ihre Augen sich beruhigt haben und Ihre Gedanken ruhig werden. Wenn Stille im Kopf eingekehrt ist, lenken Sie die Atmung zum Scheitel.

Der Punkt Bai Hui, der oben in der Mitte des Kopfes liegt, wird als letzter beatmet. Gelegentlich kann man spüren, besonders, wenn man zuvor in Eile oder gehetzt war, wie sich die Spannungen beinahe hörbar mit einem leichten Knistern verabschieden.

Wenn alle Punkte geöffnet und warm sind, sollten Sie noch ein wenig ruhen und insgesamt im ganzen Körper nachspüren. Diese einfache Übung macht den Körper frisch, sie befreit von Spannungen, wenn Sie sich nicht konzentrieren können oder keinen Schlaf finden. Allen streßgeplagten Menschen empfehle ich diese Übung sehr. Der wohltuende Effekt ist schon beim ersten Mal zu spüren.

Eine Übung buddhistischer Mönche

Setzen Sie sich am frühen Morgen aufrecht hin, und entspannen Sie den ganzen Körper. Berühren Sie mit der Zungenspitze den Gaumen, und nehmen Sie langsame, sanfte Atemzüge. Stellen Sie sich dabei vor, daß der Atem hinunter zum Dan Tien gleitet. Halten Sie nach dem Einatmen den Atem eine Zeitlang an, bewegen Sie die Zunge nach unten, atmen Sie sanft aus. Wiederholen Sie das siebenmal. Anschließend massieren Sie mit der Zunge so lange den oberen und unteren Gaumen, bis der Mund mit Speichel gefüllt ist. Spucken Sie nun in die Handflächen, und massieren Sie die geschlossenen Augen 36mal kreisförmig mit dem Speichel. Nun legen Sie die Zeigefinger an die Stelle zwischen dem inneren Augenwinkel und der Nase, üben dabei sanften Druck aus, und zwar so lange, bis Sie an diesen Stellen ein Spannungsgefühl verspüren. Lassen Sie die Stelle los, und wiederholen Sie den ganzen Vorgang nach einer kurzen Pause 21mal. Gehen Sie dann an einen hochgelegenen Platz ins Freie, und sehen Sie nach Osten. Die Füße stehen parallel zueinander auf dem Boden, etwa im Abstand Ihrer Schulterbreite. Sehen Sie die aufgehende Sonne an. Stellen Sie sich dabei vor, daß Sie das Qi der Sonne in Ihren Dan Tien hinunterlenken. Heben Sie nun die Arme so weit in die Höhe, bis die Hände die Schulterhöhe erreicht haben, die Handflächen sehen dabei nach unten. Atmen Sie beim Heben der Hände ganz langsam und tief ein, lassen Sie dann die Arme wieder sinken, und atmen Sie dabei ganz langsam und tief wieder aus. Diesen Vorgang können Sie 7- bis 21mal hintereinander wiederholen. Anschließend machen Sie sich langsam auf den Heimweg.

Wenn Sie diese Übung lieber nachts machen wollen, wenden Sie die Augen dem Mond zu. Ist der Mond nicht am Himmel, so blicken Sie nach den Sternen oder einem anderen Licht. Solange Sie diese Übung anwenden, sollten Sie keinen Geschlechtsverkehr haben.

Diese Übung stärkt zunächst einmal die Augen. Menschen, die schlecht sehen, sollten aber mindestens zwei Jahre lang üben. Buddhistische Mönche übten aber weniger, um die körperlichen Augen zu stärken, sondern um z. B. ihre Visionsfähigkeit zu fördern. Daher verhilft diese Übung zu der Fähigkeit, mit den inneren Augen zu sehen, die Träume werden farbiger, und die Tiefe der Meditation wird gefördert. Wenn Sie einmal mit der Sonne oder dem Mond geübt haben, werden Sie spüren, daß Sie von Ruhe und Energie erfüllt werden, die noch lange anhalten. Da während der Übung der sexuelle Verkehr verboten ist, kommt sie nur für Menschen in Frage, die einen Lebensabschnitt ganz der Meditation weihen möchten.

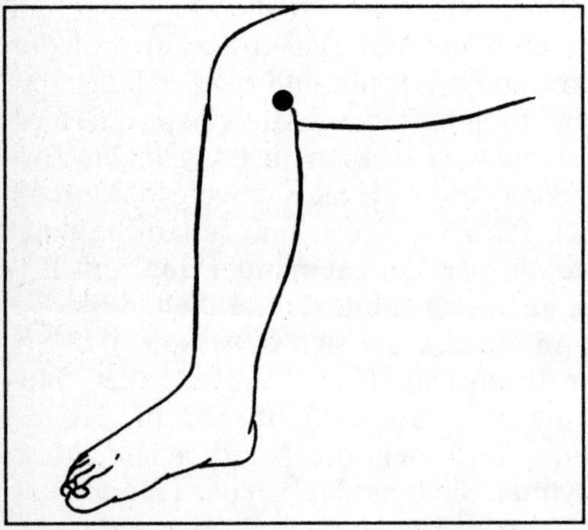

Der Ableitungspunkt Qu Quan. Durch ihn können Sie Schmerzen und Spannungen ableiten.

Die Ableitung von Streß, Schmerzen und Unbehagen

Die Chinesen haben auch eine wunderbare, aber selbst in China kaum bekannte Methode, um Schmerzen und Unwohlsein abzuleiten. Diese Übung können Sie überall ganz unauffällig machen. Die Ableitung erfolgt einfach dadurch, daß der Punkt Qu Quan auf dem Lebermeridian mit der einen und die schmerzende Stelle mit der anderen Hand gehalten wird. Um den Punkt Qu Quan zu finden, beugen Sie einfach Ihr Knie im rechten Winkel ab; am Ende der Falte, die sich dabei an der Innenseite des Knies bildet, liegt der Punkt. Wenn Sie Ihre Hand auf die Innenseite des Knies legen, können Sie den Punkt gar nicht verfehlen.

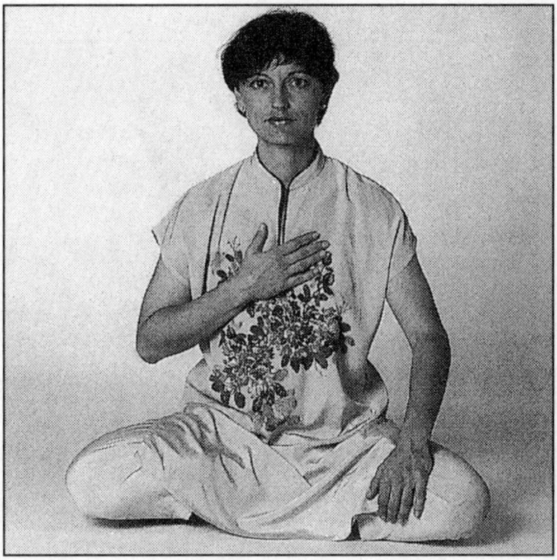

Foto 27a: Ableitung von Spannungen und Schmerzen im Brustraum über die Punkte Shan Zhong (Brust) und Qu Quan (Knie).

Im allgemeinen ist es am sinnvollsten, zu gewissen Zeiten alle überschüssige nervöse oder schmerzhafte Körperenergie abzuleiten – denken Sie nur an die vielen Spannungen, die sich im Laufe eines stressigen Tages ansammeln können! Die meisten Spannungen lagern sich im Herzbereich, im Magen und im Unterbauch ab. Daher werden auch die Akupunkturpunkte des sogenannten »Konzeptionsgefäßes«, das senkrecht durch die vordere Körpermitte verläuft, berührt. Die berührende Hand fungiert hier als eine Art Magnet, der die negative und belastende Energie an- und aus dem Körper herauszieht. Legen Sie eine Hand genau auf die Mitte Ihrer Brust: Sie sammeln damit die Spannungen ein, die sich im Herz-Brust-Raum angestaut haben. Der Akupunkturpunkt, den Ihre Hand auf der Brustmitte bedeckt, heißt Shan Zhong. Die ableitende Hand legen Sie auf den Punkt Qu Quan an der Knieinnenseite. Am bequemsten ist es, wenn Sie dabei sitzen. Verharren Sie nun fünf, zehn Minuten oder länger in dieser Haltung. Bald spüren Sie, daß im Körper etwas vor sich geht, und die Erleichterung von Schmerzen, Streß und Spannungen setzt ein.

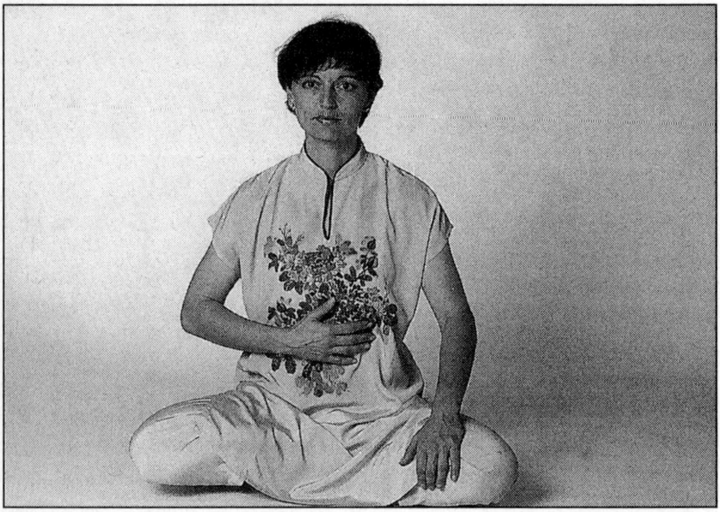

Foto 27b: Ableitung von Spannungen und Schmerzen im Magengebiet über die Punkte Zhong Wan (Magen) und Qu Quan (Knie).

Als nächstes legen Sie eine Hand auf Ihren Magen, der Punkt, den Sie dabei berühren, heißt Zhong Wan. Auch hier sammeln Sie alle Spannungen mit Ihrer »Magnethand« ein und leiten Sie mit der anderen über die Knieinnenseite ab. Fünf bis zehn Minuten Zeit sollten Sie sich dafür nehmen.

Zum Abschluß legen Sie eine Hand auf den Unterbauch und bedecken den Punkt Guan Yuan, der in der Mitte des

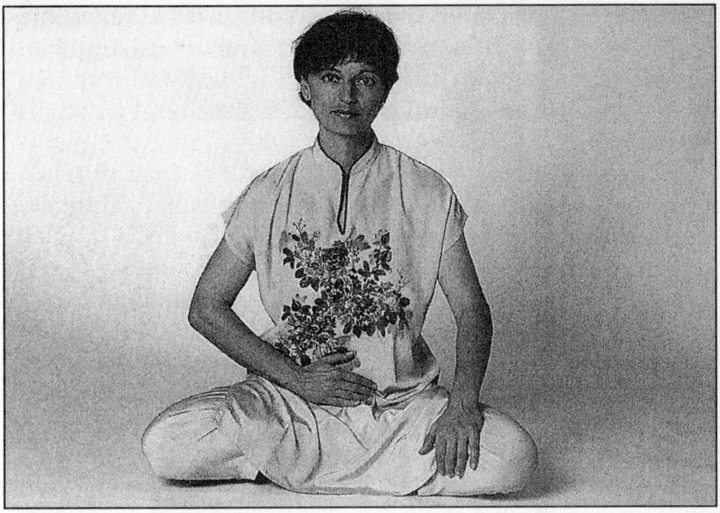

Foto 27c: Ableitung von Spannungen und Schmerzen im Unterbauch über die Punkte Guan Yuan (Unterbauch) und Qu Quan (Knie).

Bauches unterhalb des Nabels liegt, mit der Hand. Die ableitende Hand bleibt auf dem Qu-Quan-Gebiet neben dem Knie liegen. Bleiben Sie fünf bis zehn Minuten in dieser Stellung sitzen.

Sie werden diese so einfache Übung sehr schätzen lernen und nicht mehr missen wollen. Üben Sie, wann immer Sie Spannungen oder Schmerzen verspüren, und Sie werden sich in wenigen Minuten besser fühlen. Auch in Gesellschaft können Sie, auf einem Stuhl oder Sessel sitzend, völlig unauffällig für andere die negative Energie ableiten, die Ihnen gerade zu schaffen macht.

Beide Hände haben eine verschiedene Polarität, so ist meist beim Rechtshänder die rechte Hand die tätige und die linke Hand die aufnehmende Hand. Diese Polarität wechselt beim Linkshänder die Seiten und kann sich aber auch aus den verschiedensten Gründen heraus ändern. Daher ist es am besten, wenn Sie selbst an sich ausprobieren, mit welcher Hand Sie über die Knieinnenseite ableiten wollen. Sie werden den Unterschied bald spüren, denn während der Übung ist ein deutliches Fließen zu merken.

Es ist nicht notwendig, diese ganze Sequenz durchzuüben, wenn Sie beispielsweise Bauchweh haben: Dann leiten Sie nur über Guan Yuan (Unterbauch) und Qu Quan ab. Diese Übung, die ich von meinen chinesischen Lehrern lernte, zeigte ich in der Zwischenzeit vielen meiner Patienten. Und wie es manchmal so ist, haben sie damit weiter experimentiert. So berichtete mir eine Dame, die eine chronische Entzündung am Ellenbogen hatte, ihre Schmerzen seien verschwunden, als sie den Ellbogen mit der einen Hand umfaßte und mit der anderen über die Knieinnenseite ableitete. Obwohl diese Übung von der chinesischen Medizin her offensichtlich ganz anders konzipiert war, läßt sie sich anscheinend auch noch auf andere Gebiete hin erweitern. Andere Patienten berichteten ähnliches; sie verloren z. B. ihre Nacken- oder Kreuzschmerzen, indem sie immer den schmerzenden Körperteil mit einer Hand berührten und mit der anderen Hand über den Kniepunkt ableiteten. Ihren Berichten nach saßen sie in dieser Haltung oft eine halbe Stunde oder sogar länger – vor dem Fernseher!

Aus diesem Grund möchte ich Sie ermutigen, Ihre eigenen Erfahrungen mit der Ableitungsübung zu machen. Selbstverständlich brauchen Sie mehr Zeit dazu, um chronische Schmerzen abzuleiten, als um momentane Beschwerden zu bessern. Zeigen Sie Ihren Kindern die Übung, mit der sie schnell ein wenig Kopf- oder Bauchweh zum Verschwinden bringen können!

Jedenfalls ist es eine gute und wohltuende Angewohnheit, sich jeden Abend nach der Arbeit eine Ableitung zu geben, um die Spannungen des Tages abzubauen. Sie werden selbst spüren, wieviel Zeit Sie dafür brauchen. Stark gestreßten Personen empfehle ich, auch zwischendurch einmal kurz abzuleiten.

Das Farbenspiel

Die chinesische Medizin ordnet jedem Organ ein bestimmtes Element zu. So gehört zur Lunge das Metall, zu den Nieren das Wasser, zur Leber das Holz, zum Herzen das Feuer und zur Milz die Erde. Ebenso werden den Organen ihre ganz speziellen Emotionen zugeteilt: der Lunge die Trauer, den Nieren die Angst, der Leber die Wut, dem Herzen die Ungeduld und der Milz die Sorgen. Diese Informationen können einem Therapeuten, der der chinesischen Medizin mächtig ist, die Behandlung erleichtern, denn er folgt darin ganz bestimmten Regeln, die schon seit Jahrhunderten erprobt sind.

Was uns hier besonders interessiert, sind aber nicht die vielfältigen Entsprechungen, die die chinesische Medizin herausgefunden hat und mit denen sie arbeitet. Im Rahmen der Entspannungsübungen können Sie sich nämlich eine andere Entdeckung der Chinesen zunutze machen. Sie stellten fest, daß zu jedem Organ auch eine bestimmte Farbe gehört. Die Zuordnung können Sie aus der folgenden Tabelle ersehen.

1. Lunge/Dickdarm	– Weiß
2. Niere/Blase	– Indigoblau
3. Leber/Galle	– Grün
4. Herz/Kreislauf	– Rot
5. Milz/Magen	– Gelb

Wenn Sie Ihre inneren Organe stärken, reinigen und unterstützen möchten, können Sie mit diesen Farben arbeiten.

Legen Sie sich bequem hin, und sorgen Sie dafür, daß Sie eine Viertelstunde lang nicht gestört werden. Nehmen Sie ein paar ruhige, tiefe Atemzüge, um sich zu entspannen. Wenn Sie innerlich zur Ruhe gekommen sind, richten Sie die Aufmerksamkeit auf die Lunge und stellen sich ein strahlendweißes Licht vor, das beide Lungen erfüllt. Ihre Imagination sollten Sie dazu verwenden, um mit diesem Licht die Lungen zu reinigen und sie dann mit Energie zu erfüllen. Lassen Sie sich einige Minuten Zeit, und genießen Sie diesen Zustand. Sehen Sie dabei zu, wie die angesammelte Trauer Ihre Lungen verläßt und Platz für positivere Emotionen macht.

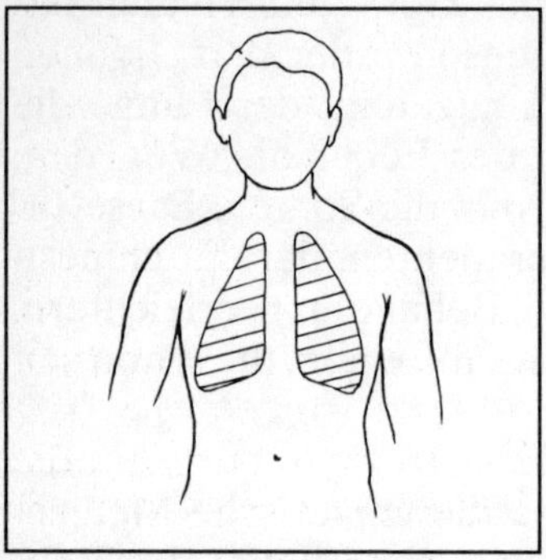

Die Lage der Lungen in beiden Brustseiten

Verlassen Sie nun die Lunge, und denken Sie als nächstes an Ihre Nieren. Erfüllen Sie beide Nieren mit einem leuchtenden Indigoblau. Reinigen und energetisieren Sie die Nieren mit dieser wunderbaren Farbe. Spüren Sie, wie alle Angst langsam aus den Nieren herausströmt und Sie gelassener werden.

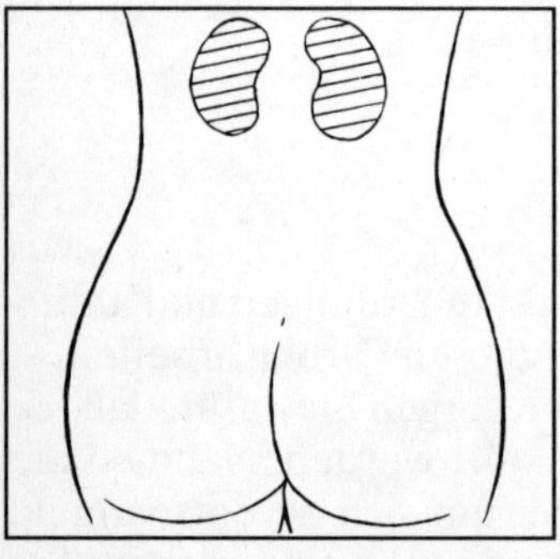

Die Lage der Nieren über der Taille (im Rücken)

Wenden Sie sich dann der Leber zu, und erfüllen Sie sie mit der Farbe Grün. Reinigen und energetisieren Sie die Leber mit dieser Farbe. Aufgestauter Ärger und aufgestaute Wut lösen sich in diesem Grün auf. Sie müssen unwillkürlich dabei lächeln, und es fällt Ihnen wieder leicht, freundlich zu sein.

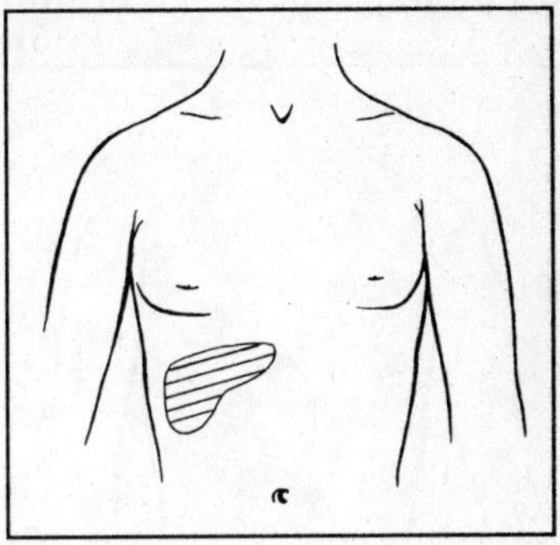

Die Lage der Leber im rechten Oberbauch

Lassen Sie als nächstes Ihr Herzgebiet in einem zarten Rot- oder Rosaton erstrahlen, und spüren Sie, wie durch diese Farbe alle Hektik und Ungeduld langsam aufgelöst werden. Statt dessen kehren Freude und Glück wieder ins Herz ein. Genießen Sie diesen wunderbaren Zustand eine Weile.

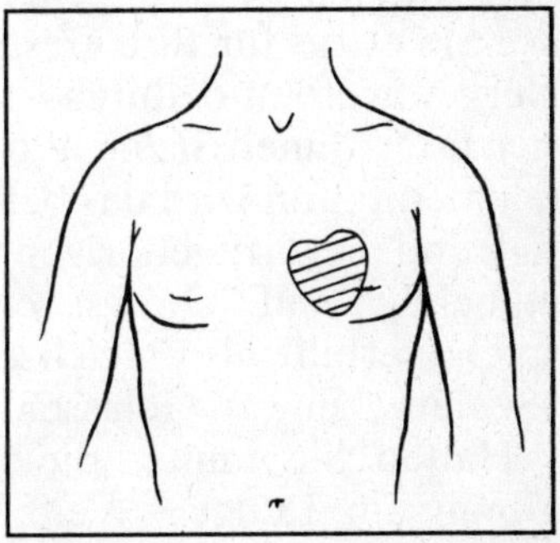

Die Lage des Herzens in der linken Brustseite

Schließlich lenken Sie Ihre Aufmerksamkeit auf das Gebiet des Magens. Lassen Sie es in einem frischen Gelb erstrahlen. Verwenden Sie Ihre Imagination, um den Magen zu reinigen und ihn mit neuer Energie zu erfüllen. Alle dort gespeicherten Sorgen verlassen dieses Gebiet, und Sie erleben eine neue Ausgeglichenheit. Durch diese Übung läuft

Ihnen der Speichel im Mund zusammen. Er gilt bei den Chinesen als eine Art Lebenselixier. Schlucken Sie ihn in kleinen Schlückchen hinunter.

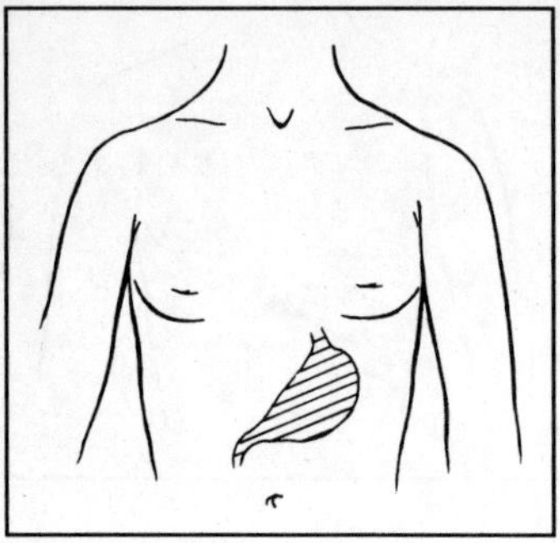

Die Lage des Magens im Oberbauch

Wenn Sie alle inneren Organe mit ihrer Farbe erfüllt haben, atmen Sie ein paarmal ruhig durch den ganzen Körper und erfüllen ihn mit einem weißgoldenen Licht, das auch in die Aura hinausstrahlt. Verweilen sie einige Minuten in diesem Zustand, und beenden Sie dann die Übung.

So mühelos und angenehm kann eine Übung sein, mit der Sie etwas für Ihre Gesundheit tun können! Auch Ihre Nerven werden dadurch gestärkt, Ihre Emotionen klären sich und können Sie nicht mehr belasten. Durch diese Farbenmeditation wird das betreffende Organ an sich gekräftigt, und die dazugehörigen belastenden Gefühle lösen sich allmählich auf. Dieses schöne, entspannende »Farbenspiel« verhilft also gleichzeitig Ihrem Körper und Ihrem »Seelenleben« zu Gelassenheit und Wohlbefinden.

Halten Sie immer die vorgegebene Reihenfolge der Übung ein: Lunge – Weiß, Niere – Indigo, Leber – Grün, Herz – Rot, Magen – Gelb. Denn diese Anordnung folgt dem sogenannten »Ernährungskreislauf« der Chinesen. Sie sind aufgrund jahrhundertelanger praktischer Erfahrung der Ansicht, daß die inneren Organe sich in dieser Reihenfolge unterstützen. Neben diesem »Ernährungskreislauf« gibt es auch noch einen »Destruktivzyklus«, der genau die gegenteilige Wirkung hat und den Organen

Kraft nimmt. Sie können sicher verstehen, wie wichtig es daher selbst bei dieser leichten Übung ist, sich genau an die Vorgaben der chinesischen Medizin zu halten, die ihren tiefen Sinn haben.

5 Qi Gong bei Gesundheitsproblemen

Wenn Sie an einer Erkrankung leiden und sich mit Qi Gong helfen oder heilen möchten, sollten Sie die betreffenden Übungen 2- bis 3mal täglich jeweils etwa 10–20 Minuten lang durchführen. Ergänzende Übungen können Sie je nach Zeit und Bedarf einsetzen. In chinesischen Sanatorien, in denen mit der energetischen Therapie behandelt wird, werden die Patienten dazu angehalten, mehrere Stunden täglich zu üben. Das ist jedoch nur möglich, wenn ein erfahrener Qi-Gong-Therapeut die Übungen überwacht und gegebenenfalls eingreifen kann. Daher empfehle ich Ihnen, wenn Sie alleine für sich üben, höchstens 20–30 Minuten täglich.

Auch hier können Sie verschiedene Haltungen für Ihre Übungen einnehmen. Wählen Sie sie nach Art der Störung aus, die Sie behandeln wollen. Auch die verschiedenen Stadien, die eine Krankheit durchlaufen kann, sind bei der Auswahl zu berücksichtigen. So sollten Sie zum Beispiel bei Rheuma im Stehen üben, denn das führt bei dieser Störung zu den besten Ergebnissen. Menschen, die an einer Senkung der inneren Organe leiden, sollten im Liegen üben. Nach einiger Übungszeit können Sie dazu übergehen, die Hui-Chun-Gong-Übung ein- bis zweimal täglich zu machen. Gerade bei Senkungen haben wir sehr viele Heilerfolge damit gesehen.

Bei Herzpatienten üben diejenigen, deren Herzfunktion in Ordnung ist, im Sitzen. Menschen mit Funktionsstörungen des Herzens dagegen üben in halb liegender Stellung und nicht im Stehen oder Sitzen.

Diese Beispiele geben Ihnen eine gewisse Vorstellung davon, nach welchen Regeln die Stellungen auszuwählen sind. Stets sollte der Patient die Stellung wählen, die für ihn die beste und bequemste ist und die seiner körperlichen Verfassung, seinem Alter und seinen Reaktionen entspricht. Letztendlich aber können Sie Qi Gong in beinahe jeder Lebenslage üben, wenn es ein Bestandteil Ihres Lebens geworden ist. Denken Sie nur an die vielen, langweiligen Wartezeiten, die wir bei der Fahrt mit öffentlichen Verkehrsmitteln, beim Friseur oder bei Behörden verbringen müssen. Es ist viel spannender und befriedigender, in dieser Zeit innerlich Qi Gong zu üben; zusätzlich tun Sie damit Ihrer seelischen und körperlichen Gesundheit etwas Gutes. Für dieses stille Üben sind besonders das Innere Tai Chi und die verschiedenen anderen Meditations- und Visualisierungs-Übungen, die in diesem Buch beschrieben sind, geeignet. Es genügt auch schon, sich in Ruhe auf den Dan Tien zu sammeln und seine wärmende Ausstrahlung im Mittelpunkt des Körpers zu spüren. Wenn Sie Qi Gong in Bewegung oder in anderen Haltungen üben, dann verbinden Sie die Atemtechniken und die innere Sammlung mit der Bewegung, um die besten Ergebnisse zu erhalten.

Legen Sie sich zum Üben nicht auf ein weiches Bett, denn dort läßt sich meist die korrekte Übungshaltung nicht einnehmen. Außerdem sind Sie gewohnt, im Bett einzuschlafen. Es ist viel besser, auf einer warmen, festen Unterlage auf dem Boden zu üben: So können Sie Ihren Körper mehr spüren und Veränderungen wahrnehmen. Wenn sich das Bett aus den oben genannten Gründen nicht so gut dazu eignet, um stille Qi-Gong-Übungen darin auszuführen, besonders wenn sie länger dauern, so möchte ich Ihnen doch eine andere Gewohnheit empfehlen, bei der Sie ruhig im Bett bleiben können: Vor dem Einschlafen am Abend oder besonders morgens nach dem Aufwachen das stille Qi-Gong zu üben ist eine wunderbare Sache. Sie reinigen sich damit von den störenden Einflüssen des Tages und verarbeiten dadurch Erlebnisse, die vielleicht noch an Ihnen haftengeblieben sind. Am Morgen bereiten Sie sich damit auf den Tag vor und stimmen sich darauf ein, möglichst Ihre innere Ruhe und Kraft zu behalten und sich nicht zu sehr in äußere Probleme hineinziehen zu lassen. Besonders morgens können Sie Ihre Aufmerksamkeit darauf verwenden, Ihre Aura mit Qi Gong zu schützen, um einen anstrengenden Tag besser zu überstehen: Lassen Sie es einfach zu, daß die Wärme des Dan Tien sich so ausbreitet, daß sie Ihren ganzen Körper schützend umhüllt. Wenn Sie noch zusätzlich etwas tun möchten, können Sie sich vorstellen, wie sich um den äußeren Rand der Aura eine Art Schale bildet, die vor äußeren Einflüssen schützt.

Auch wenn Sie nachts einmal wach werden und nicht wieder einschlafen können, üben Sie Qi Gong. Sie müssen dazu nicht aufstehen, sondern können im Bett liegenbleiben. Menschen, die an Schlaflosigkeit leiden, finden es sicher angenehmer, die störenden Wachzeiten zunächst mit Qi-Gong-Übungen zu überbrücken, als sich darüber zu ärgern, daß Sie schon wieder nicht schlafen können. Im Verlauf der Zeit werden Sie jedoch die Erfahrung machen, daß die Wachzeiten kürzer und seltener werden, bis Sie dann tatsächlich die ganze Nacht in einen erholsamen Schlaf versinken.

Wenn Sie sich intensiver mit chinesischer Medizin befassen wollen, sollten Sie sich nicht daran stören, wenn die Beschreibung einer Krankheit nicht genau den üblichen westlichen Erklärungen entspricht. Die chinesischen Bezeichnungen sind zwar unserer modernen Sprache angepaßt worden, sie klingen in unseren Ohren aber noch immer etwas laienhaft. Bei einer traditionellen chinesischen Diagnose spricht der Arzt von »Leber-Wind«, »aufsteigendem Herz-Feuer«, »verknotetem Qi« oder gar von »galoppierendem Wildschwein-Qi«. Dem chinesischen Therapeuten erklären diese Ausdrücke die gesamte Ursache der betreffenden Erkrankung, gleichzeitig sind in diesen Begriffen auch die Anweisungen zur Therapie enthalten: Der Leber-Wind muß gekühlt und das Herz-Feuer gedrosselt werden. Die ursprünglichen Termini der chinesischen Medizin sind nämlich so gehalten, daß sie sowohl Aufschluß über die Entstehung einer Krankheit als auch über deren Therapie enthalten. Der Arzt hat somit ein einfaches System zur Hand, das Diagnose und Therapie gleichzeitig beinhaltet. Im folgenden Text sind diese Sprachprobleme jedoch überarbeitet.

Seit der Einführung der westlichen Medizin befindet sich die chinesische Medizin in einem sprachlichen Dilemma. Einerseits hat man die jahrtausendealte traditionelle Sprache internalisiert, andererseits möchte man der modernen Medizin gerecht werden. Die aus diesem Zwiespalt entstandene Ausdrucksweise wirkt auf den westlichen Mediziner etwas primitiv oder laienhaft. Man sollte daraus aber nicht schließen, daß die chinesische Therapie ebenso unbeholfen ist. Im Gegenteil, sie trägt neuesten physiologischen Erkenntnissen Rechnung, indem sie vorrangig die energetischen Verhältnisse im menschlichen Körper harmonisiert. Das ist auch der Grund, warum diese so einfach wirkenden Therapiemethoden bei der Behandlung schwerster Erkrankungen, wie z. B. bei Krebs oder Herz-Kreislauf-Erkrankungen, von sehr hoher Wirksamkeit sind.

Störungen des Verdauungssystems

Magenbeschwerden: Geschwächte Personen mit ernsten Magenproblemen üben in Rückenlage. Patienten, die an Verdauungsbeschwerden und Verstopfung leiden, üben im Liegen mit angewinkelten Knien. Das gilt auch für Personen, die an übermäßigen Blähungen leiden. Die Fußsohlen stehen nebeneinander auf der Unterlage und berühren sie mit der ganzen Fläche der Sohle. Die beiden letzten Stellungen unterstützen die Peristaltik des Gastrointestinaltrakts und fördern so eine gute Verdauung.

Magengeschwür: Das Geschwür ist eine häufige Erkrankung, die hauptsächlich auf Streß zurückzuführen ist. Diese Bezeichnung umfaßt sowohl Magen- als auch Zwölffingerdarmgeschwüre. Heute ist man der Ansicht, daß diese Geschwüre aufgrund eines Ungleichgewichts der Gehirnrindenfunktion – oder anders ausgedrückt: durch Streß – entstehen. Dieser unausgeglichene Zustand beeinträchtigt das vegetative Nervensystem, so daß Magen und Zwölffingerdarm nicht so versorgt werden, wie sie sollten. Dadurch entstehen Verkrampfungen der Blutgefäße und Muskeln der Verdauungsorgane. So kommt es dazu, daß nicht mehr genügend – oder zuviel – Verdauungssäfte produziert werden.

Beschwerden: Wiederkehrende Magenschmerzen, schleichende oder akute Schmerzen, die bis zum Rücken ausstrahlen können. Schmerzen, die von einem Magengeschwür herrühren, beginnen gewöhnlich eine halbe bis eine Stunde nach dem Essen. Der Schmerz dauert ein bis zwei Stunden an und verschwindet dann allmählich. Schmerzen eines Zwölffingerdarmgeschwürs entstehen bei leerem Magen und verschwinden nach dem Essen. Oft leiden die Betroffenen an mitternächtlichen Schmerzen, gelegentlich kann es auch zu saurem Aufstoßen, Rülpsen, Übelkeit und Erbrechen kommen.

Qi-Gong-Übung

- Entspannungsübung: Verbringen Sie einige Minuten damit, den Körper bewußt zu entspannen, und versuchen Sie, Streß allmählich abzuschütteln, das bereitet Sie auf die »Innere ernährende Übung« vor.
- Führen Sie die »Innere ernährende Übung« aus. Wenn Sie kaum Appetit haben und sehr wenig essen, sollten Sie die zweite Atemtechnik (siehe S. 41) dazu wählen. Wenn die Verdauung funktioniert und der Betroffene an Übersäuerung und Magenschmerzen leidet, wählt er die erste Atemtechnik (siehe S. 40). Eine geschwächte Person übt im Liegen und gelegentlich im Sitzen.

Ergänzende Übungen

- Fitneß-Übung: Zähneklappern, Befeuchten des Mundes mit Speichel, Schlucken des Speichels, Massage des Dan Tien, Rumpfkreisen.
- Ruhige Atemübung mit Sammlung auf den Dan Tien; die Übung kann im Sitzen oder Liegen ausgeführt werden, mit natürlicher Atmung.
- Tai Chi in Bewegung (entsprechende Kurse werden fast überall angeboten).

Magensenkung

Eine Magensenkung entsteht aufgrund einer Erschlaffung des Magens oder des Darmes, die auch durch Überessen entstehen kann. Die moderne Medizin sieht die Ursache dafür in einer Schwäche der Bänder, die Magen, Zwerchfell, Leber und Darm halten; ebenso in einer Schwäche von Bauchmuskulatur und Bindegewebe. Durch die Senkung des Magens verlangsamt sich die Peristaltik des Magen-Darm-Trakts, und die Speisen bleiben länger liegen. Bei einer Senkung der inneren Organe üben die Betroffenen im Liegen mit angewinkelten Knien und schieben sich ein 10 cm dickes Kissen unter das Kreuz.

Beschwerden: Appetitlosigkeit, saures Erbrechen, Aufstoßen, Spannungsgefühle im Bauchraum, Verstopfung, Erschöpfung, Niedergeschlagenheit, Kopfschmerz, Benommenheit und Schlaflosigkeit.

Qi-Gong-Übung
Wählen Sie die »Innere ernährende Übung« mit der ersten oder zweiten Atemtechnik (siehe S. 40f.). Legen Sie sich dabei flach auf den Rücken, oder legen Sie sich Kissen unter das Gesäß und unter die Beine. Wenn sich nach einiger Zeit der Magen in eine normalere Position gehoben hat, sollte auch einige Übungszeit im Sitzen verbracht werden.

Ergänzende Übungen

- Fitneß-Übung: Bauchmassage, Zähneklappern, Zungenbewegung, Rumpfkreisen.
- Turnübung: Aufsitzen aus der Rückenlage, um die Bauchmuskulatur zu trainieren.
- Hui Chun Gong – diese Übung hat sich bei dieser Störung als besonders hilfreich erwiesen.
- Tai Chi.

Chronische Gastritis

Die chronische Gastritis entsteht teils durch exzessives Essen, das Magen und Milz schadet und Verdauungsbeschwerden verursacht. Die Symptome sind: Magenschmerzen, abdominale Spannungen und saures Erbrechen. Andererseits kann sie auch aufgrund eines vegetativen Ungleichgewichts und durch Streß entstehen. So kommt es zu Verkrampfungen der Blutgefäße und der glatten Muskulatur, zu Sekretions- und Bewegungsstörungen des Magen-Darm-Trakts.

Beschwerden: Man unterscheidet drei Arten der chronischen Gastritis. Die erste ist als oberflächlicher Typ bekannt. Es kommt gelegentlich zu Spannungen und leichten Magenschmerzen. Durch rohe, kalte und zu schwere Speisen kann diese Störung in eine akute Phase kommen. Der zweite Typ ist die atrophische Gastritis, die durch Appetitlosigkeit, Beschwerden nach dem Essen, Magenschmerzen und Schwäche gekennzeichnet ist. Die dritte Art leidet an hartnäckigen Magenschmerzen.

Qi-Gong-Übung

Führen Sie die »Innere ernährende Übung« mit der ersten oder zweiten Atemtechnik (siehe S. 40f.) aus, und sammeln Sie sich auf den Dan Tien. Die zweite Atemtechnik ist vorzuziehen, wenn Sie an Dyspepsie, Appetitlosigkeit und Auszehrung leiden. Wenn Sie dagegen einen ziemlich guten Appetit haben, aber an schleichenden Schmerzen leiden, so sollten Sie die erste Atemtechnik wählen.

Ergänzende Übungen

- Fitneß-Übung: Bauch- und Rückenmassage.
- Inneres Tai Chi: Lenkung der Vitalenergie.
- Tai Chi in Bewegung.

Verstopfung

Die traditionellen chinesischen Ärzte sagen, daß Verstopfung aufgrund von Fehlfunktionen von Darm, Magen, Milz und Nieren entsteht. Im Westen macht man hauptsächlich den Darm für die Entstehung der Verstopfung verantwortlich. Die Chinesen bringen auch Milz und Nieren mit ins Spiel, da beide Organe den Feuchtigkeitshaushalt des Körpers regulieren. Eine Verstopfung kann auch aufgrund einer zu mangelhaften Durchfeuchtung entstehen: Der Stuhl bleibt dabei trocken und hart im Darm liegen und läßt sich schwer entleeren.

Beschwerden: Schwierigkeiten bei der Stuhlentleerung, verbunden mit Appetitlosigkeit, bitterem Mundgeschmack, Übelkeit, Bauchschmerzen, Abmagerung oder Völlegefühl.

Qi-Gong-Übung
Führen Sie die »Innere ernährende Übung« mit der zweiten Atemtechnik (siehe S. 41) aus, und sammeln Sie sich dabei auf den Dan Tien. Schwache Patienten liegen auf dem Rücken und sollen erst, wenn sie kräftiger geworden sind, im Sitzen üben.

Ergänzende Übungen
- Entspannungsübung.
- Fitneß-Übung: Massage des Dan Tien und des Bauches, Befeuchten des Mundes mit Speichel, Schlucken des Speichels, Zähneklappern.
- Tai Chi.

Verengung des Magenausgangs

Viele Patienten mit Magengeschwüren leiden zugleich auch an einer Verengung des Magenausgangs. Sie beginnt mit Stauungen, Ödemen und Verkrampfungen im erkrankten Gebiet und breitet sich dann im Gebiet des Magens aus. Nach Heilung eines Geschwürs kann das vernarbte Gewebe den Magenausgang verengen oder zusammenziehen.

Beschwerden: Aufstoßen, Spannungsgefühl im Magen und Bauch, besonders nach dem Essen, unregelmäßige Magenschmerzen, häufiges Erbrechen, Erbrechen von Speisen, die ein oder zwei Tage zuvor gegessen wurden.

Qi-Gong-Übung
Wählen Sie die »Innere ernährende Übung« mit der ersten Atemtechnik (siehe S. 40). Sie können sowohl die Rückenals auch die Seitenlage einnehmen.

Ergänzende Übungen

- Die Entspannungsübung lindert akute Schmerzen.
- Fitneß-Übung: Massage des Dan Tien, Rumpfkreisen, Zähneklappern, Zungenbewegung, Zungenkreisen, Befeuchten des Mundes mit Speichel.
- Tai Chi.

Beschwerden nach Magenoperationen

Wenn größere Teile des Magens entfernt werden, so führt das zu einer Reihe von Beschwerden.

Beschwerden: Abdominale Spannungen oder Schmerzen, Durchfälle, die einige Tage oder Wochen nach der Gastrektomie zur Behandlung von Magengeschwüren und Karzinomen auftreten; Erbrechen unverdauter Nahrung, gelegentlich mit Beimengung von Galle. Einige Patienten haben bald nach dem Essen Durchfall und fühlen sich schwindelig und erschöpft. Sie sind untergewichtig und können an Blutarmut und Nervenentzündungen leiden.

Qi-Gong-Übung
Wählen Sie die »Innere ernährende Übung« mit der ersten Atemtechnik, und sammeln Sie sich auf den Dan Tien. Lie-

gen Sie auf der linken Seite oder auf dem Rücken, und üben Sie gelegentlich im Sitzen.

Ergänzende Übungen

- Entspannungsübung.
- Fitneß-Übung: Massage des Dan Tien, Rückenmassage, Bauchmassage.

Darmentzündung

Dieser Begriff beinhaltet die chronische bakterielle Dysenterie, Amöbenruhr, Trichomonadenenteritis, allergische Darmentzündungen und Diarrhoe aufgrund von Verdauungsschwäche. Auch das so verbreitete Reizdarmsyndrom (Colon irritabile) ist dazuzurechnen. Die traditionellen chinesischen Ärzte sind der Meinung, daß die chronische Enteritis mit der Funktion von Milz, Magen, Darm, Leber und Nieren zu tun hat.

Beschwerden: Schleichende bis akute Schmerzen im Unterbauch. Die Schmerzen können kontinuierlich sein oder nur gelegentlich auftreten. Einige Personen haben Durchfall, danach bessern sich die Schmerzen. Die meisten Betroffenen leiden an Spannungen im Bauchbereich und haben wenig Appetit.

Qi-Gong-Übung
Wählen Sie die »Innere ernährende Übung« mit der ersten Atemtechnik (siehe S. 40), und konzentrieren Sie sich auf den Dan Tien. Geschwächte Personen üben im Liegen, kräftigere dagegen im Sitzen. Halten Sie während des Übens (und auch sonst) den Unterbauch warm – Kälte, besonders feuchte Kälte, verschlimmert die Beschwerden.

Ergänzende Übungen

- Entspannungsübung: Achten Sie vor allem darauf, den Bauch zu entspannen und zu wärmen, das lindert nämlich die Schmerzen.

- Fitneß-Übung: Bauchmassage, Massage des Dan Tien, Zähneklappern, Zungenkreisen, Befeuchten des Mundes mit Speichel.
- Tai Chi.

Chronische Blinddarmreizung

Die chronische Blinddarmreizung entsteht als Folge einer akuten Blinddarmentzündung, oder sie ist die Verschlimmerung einer leichten Appendizitis. Eine chronische Blinddarmentzündung kann unmerklich ins akute Stadium übergehen und in die Bauchhöhle durchbrechen. Es ist wichtig, diese Erkrankung immer ärztlich beobachten zu lassen.

Beschwerden: Wiederkehrende schleichende oder akute Schmerzen meist im rechten Unterbauch, die oft nach dem Essen oder nach heftigen Bewegungen entstehen; abdominale Spannungen, Aufstoßen, Appetitlosigkeit und Verdauungsbeschwerden.

Qi-Gong-Übung
Der Patient wählt die »Innere ernährende Übung« mit der ersten Atemtechnik (siehe S. 40) und sammelt sich auf den Dan Tien.

Ergänzende Übungen
- Fitneß-Übung: Bauchmassage, Massage des Dan Tien.
- Tai Chi.

Hepatitis

Die Hepatitis ist eine Infektionskrankheit, bei der die Leber durch einen Virus infiziert wird. Man unterscheidet den Verlaufstyp mit und ohne Gelbsucht. Die traditionellen chinesischen Ärzte sind der Meinung, daß die akute Hepatitis mit Gelbsucht auch durch Überessen und aufgrund äußerer Störungen entsteht, die Milz, Leber und Gallenblase beeinträchtigen.

Von Chinesen wird die Hepatitis, wie ich während meiner Studienaufenthalte in Taiwan, Sarawak und Singapur erfahren mußte, nicht besonders ernst genommen. Man behandelt sie wie einen Schnupfen, der lästig ist und von selbst wieder vergeht. Auch werden die Akupunkturnadeln in der Regel nicht sterilisiert, sondern zur »Desinfektion« nur einmal durch den Mund gezogen.

Daß durch nicht desinfizierte Akupunkturnadeln Hepatitis übertragen werden kann, scheint in China noch niemand gehört zu haben. Dafür herrscht auch im aufgeklärten Singapur noch 1994 die Angst, Aids zu bekommen, wenn man aus einem gemeinsamen Suppentopf ißt. Dieselben ängstlichen Personen ließen sich zwei Tage später von einer Ärztin aus der VR China für eine Schönheitsoperation behandeln: Sie stach den ganzen Vormittag mit ein und derselben Lanzette auf die Ohren ihrer Patienten ein, bis sie heftig bluteten. Hier hatte niemand Angst vor Hepatitis und Aids.

1990 konnte ich in einem Singapurer Krankenhaus das Labor besichtigen, das erst kurz zuvor eingerichtet worden war. Dort zeigte man mir stolz einen neuerworbenen Sterilisationsapparat, der mit rostigen und blutverkrusteten Nadeln gefüllt war.

Selbstverständlich gehört die Hepatitis hierzulande in ärztliche Behandlung. Zusätzlich kann dann natürlich auch Qi Gong geübt werden, was den Heilungsprozeß beschleunigt.

Beschwerden: Fieber, Appetitlosigkeit, Übelkeit, Erbrechen, abdominale Spannungen, Durchfall, Kopfschmerzen, Erschöpfung, Schmerzen im Lebergebiet. Einige Patienten leiden an Lebervergrößerung und Gelbsucht.

Qi-Gong-Übung

Der Patient wählt die »Innere ernährende Übung« mit der zweiten Atemtechnik (siehe S. 41). Er kann im Sitzen oder Liegen üben, gleichzeitig sollte er sich auf den Dan Tien konzentrieren.

Ergänzende Übungen

- Entspannungsübung.
- Inneres Tai Chi: Nehmen Sie die gleiche Stellung wie bei der »Inneren ernährenden Übung« ein, atmen Sie natürlich, und konzentrieren Sie sich auf den Ming Men, der in der Mitte der Wirbelsäule gegenüber dem Dan-Tien-Gebiet auf dem Rücken liegt.
- Fitneß-Übung: Bauchmassage, Massage des Dan Tien, Armschwingen, Befeuchten des Mundes mit Speichel.
- Qi Gong im Gehen.

Chronische Hepatitis

Chronische Hepatitis ist häufig eine Folgeerscheinung der infektiösen Hepatitis. Die moderne Medizin hat festgestellt, daß sich ein Patient eine chronische Hepatitis zuzieht, wenn er länger als ein halbes Jahr an akuter Hepatitis gelitten hat. Menschen, die häufig Kontakt mit Giftstoffen haben oder an Erkrankungen der Gallengänge oder an Magengeschwüren leiden, können ebenfalls chronische Hepatitis bekommen.

Beschwerden: Abdominale Spannungen, Aufstoßen, Übelkeit, Durchfall, Niedergeschlagenheit, Benommenheit, Erschöpfung, Lebervergrößerung, Schmerzen im Lebergebiet.

Qi-Gong-Übung

»Innere ernährende Übung« mit der zweiten Atemtechnik (siehe S. 41), im Sitzen oder Liegen mit Sammlung auf den Dan Tien. Am besten üben Sie im Liegen, vorzugsweise in Rückenlage. Wenn Sie ein Spannungsgefühl im Brustkorb und Schwierigkeiten beim Atmen haben, legen Sie sich ein Kissen unter die Wirbelsäule. Bei Spannungsgefühlen im Bauch und bei Leberschmerzen üben Sie in Seiten- oder Rückenlage. In Rückenlage werden die Knie angewinkelt, und die Fußsohlen berühren die Unterlage mit der ganzen Sohle.

Ergänzende Übungen:

- Fitneß-Übung: Bauchmassage, Befeuchten des Mundes mit Speichel.
- Inneres Tai Chi: in der gleichen Haltung wie die »Innere ernährende Übung« mit natürlicher Atmung und Sammlung auf den Dan Tien.
- Tai Chi.

Leberzirrhose

Die Zirrhose ist eine chronische Erkrankung, die durch Nekrose und Hyperplasie der Leberzellen entsteht. Die häufigsten Ursachen sind Hepatitis, Unterernährung und Vergiftungen (Alkohol!). Die Symptome können sowohl ernst als auch leichterer Art sein. Die Heilung nimmt sehr viel Zeit in Anspruch.

Beschwerden: Appetitlosigkeit, Übelkeit, Erbrechen, abdominale Spannungen, Abmagerung, Erschöpfung, Krampfaderknoten der Bauchdecke, Aszites, Milz- und Lebervergrößerung.

Qi-Gong-Übung

Der Patient wählt die »Innere ernährende Übung« mit der zweiten Atemtechnik (siehe S. 41). Er übt im Liegen oder Sitzen und sammelt sich auf den Dan Tien.

Ergänzende Übung

- Belebende Übung: im Sitzen oder Stehen, mit natürlicher Atmung und Sammlung auf den Dan Tien.
- Entspannungsübung.
- Inneres Tai Chi: in der gleichen Stellung wie die »Innere ernährende Übung« mit natürlicher Atmung und Sammlung auf den Dan Tien.
- Tai Chi.

Gallenblasenentzündung

Die chronische Gallenblasenentzündung kann auf eine akute Entzündung der Gallenblase folgen, aber das ist nicht die Regel. Meist entsteht sie aufgrund von Gallestauungen, Infektionen der Gallengänge und Gallensteinen oder unterdrückten Wutgefühlen.

Beschwerden: Schmerzen im rechten Oberbauch, saures Erbrechen, Übelkeit, Aufstoßen.

Qi-Gong-Übung
Führen Sie die »Innere ernährende Übung« im Sitzen oder Liegen aus. Verwenden Sie die zweite Atemtechnik (siehe S. 41) mit Konzentration auf den Dan Tien.

Ergänzende Übungen
- Entspannungsübung.
- Fitneß-Übung: Bauchmassage, Massage des Dan Tien, Armschwingen.
- Inneres Tai Chi: in der gleichen Stellung wie die »Innere ernährende Übung« mit natürlicher Atmung und Sammlung auf den Dan Tien.
- Übung im Gehen.

Stoffwechselerkrankungen

Schilddrüsenstörungen

Diese Störungen entstehen, wenn ein Ungleichgewicht im Hormonhaushalt der Schilddrüse und der Nebenschilddrüsen besteht. Je nachdem, ob es sich dabei um eine Über- oder Unterfunktion handelt, ist der Betreffende gereizt oder müde. Qi Gong eignet sich ganz hervorragend zur Behandlung einer Störung der Schilddrüse, denn die Übungen wirken ausgleichend.

Beschwerden: Überfunktion: Schwitzen, Herzklopfen, übermäßiger Appetit, leichte Temperaturerhöhung, leichte Erregbarkeit, Erschöpfung.
Unterfunktion: Müdigkeit, Erschöpfung, Antriebslosigkeit, Gewichtszunahme.

Qi-Gong-Übung
Wählen Sie die »Belebende Übung«, und atmen Sie tief und ruhig. Auch Qi Gong im Gehen unterstützt in diesen Fällen den Stoffwechsel und führt zu einem Ausgleich.

Ergänzende Übungen
- Fitneß-Übung: alle Übungen.
- Hui Chun Gong.

Diabetes

Diabetes entsteht aufgrund krankhafter Veränderungen der Langerhansschen Inseln im Pankreas und macht sich in einer mangelhaften Insulinproduktion bemerkbar. Diabetes mellitus ist eine Bezeichnung für verschiedene Formen der Glukosestoffwechselstörung. Traditionelle chinesische Ärzte meinen, daß diese Erkrankung mit der Funktion von Lunge, Milz, Magen und Nieren zu tun hat. Diabetes ist eine Zivilisationskrankheit, die unter anderem durch falsche Ernährung entsteht. Neueste Untersuchungen haben gezeigt, daß Diät und Bewegung die wichtigsten Säulen der Therapie sind.

Beschwerden: Häufiger Harndrang, heftiger Durst auf Wasser, Abmagerung, überhöhte Blutzuckerwerte, Hautjucken, Durchblutungsstörungen.

Qi-Gong-Übung
Führen Sie die »Innere ernährende Übung« im Sitzen und Liegen aus, und verwenden Sie dabei die erste Atemtechnik (siehe S. 40). Ebenso kann die »Belebende Übung« im Sitzen und Stehen ausgeführt werden. Die Atmung ist dabei ruhig und tief.

Ergänzende Übungen

- Fitneß-Übung: alle Übungen.
- Qi Gong im Gehen.
- Inneres Tai Chi: im Sitzen oder Liegen mit natürlicher Atmung und Sammlung auf den Ming Men.
- Tai Chi.
- Hui Chun Gong.

Herz-Kreislauf-Störungen

Bluthochdruck

Bluthochdruck entsteht aufgrund einer Dysfunktion des zentralen Nervensystems. Diese Erkrankung beeinträchtigt den ganzen Körper. Der arterielle Blutdruck ist erhöht, was zu den verschiedensten Komplikationen führt.

Beschwerden: Benommenheit, Kopfschmerzen, Spannungsgefühl im Kopf, Ohrensausen, arterieller Hochdruck, rotes Gesicht, Sehstörungen, karmesinrote Zunge.

Qi-Gong-Übung

Wählen Sie die »Belebende Übung«, und führen Sie sie im Sitzen oder Stehen aus. Diese Übung erfordert eine ruhige und tiefe Atmung, wobei die Atemzüge in die Länge gezogen werden. Konzentrieren Sie sich auf den Dan Tien, wenn Sie im Sitzen üben, und auf den Yong-Quan-Punkt in der Fußsohlenmitte, wenn Sie stehen. Personen, die an sehr hohem Blutdruck mit Kopfschmerzen und Herzklopfen leiden, üben im Liegen mit einem Kissen unter dem Rücken. Kräftigere Personen, deren Blutdruck nicht ganz so hoch ist, können sowohl im Sitzen als auch im Stehen üben.

Der Blutdruck kann innerhalb von zehn bis fünfzehn Minuten signifikant gesenkt werden, wenn Sie Qi Gong im Gehen ausüben und mit den Händen dabei eine herabdrükkende Bewegung machen.

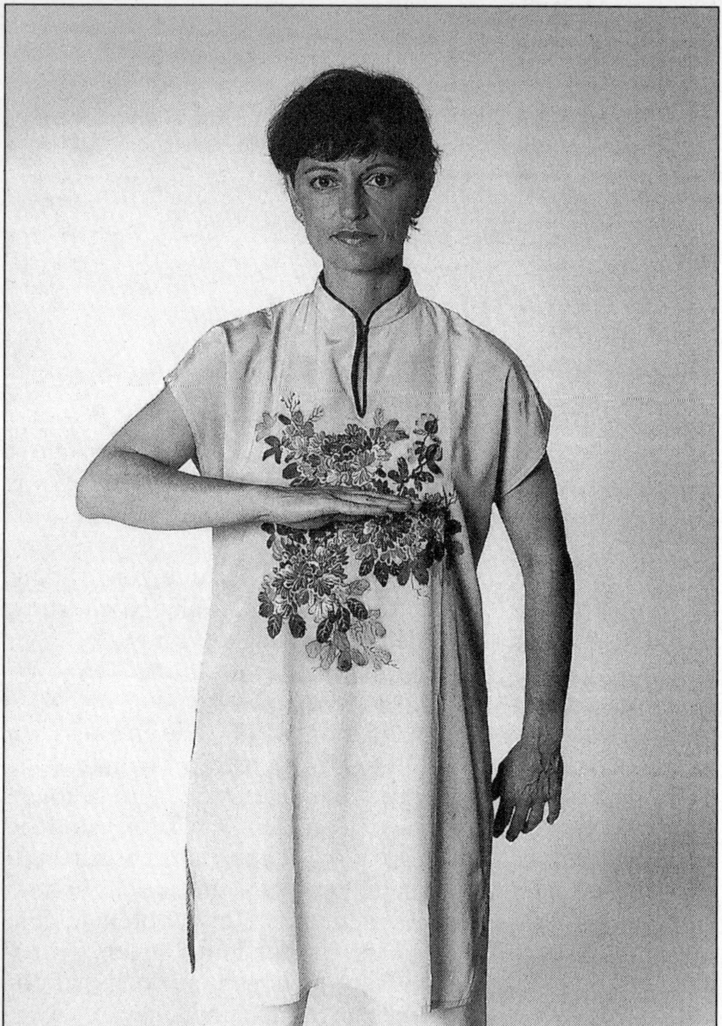

Foto 28: Qi Gong im Gehen: Handhaltung, um den Blutdruck zu senken. Man bewegt die Hand so, als ob man etwas herabdrücken wollte. Diese Übung ist auf Seite 76–79 ausführlich beschrieben.

Ebenso blutdrucksenkend wirkt es, wenn Sie während der Meditation Ihren Atem oder Ihre Zehen beobachten. Amerikanischen Untersuchungen zufolge sank der Blutdruck wenig oder überhaupt nicht, wenn sich die Probanden nur entspannten und auf eine weiße Wand blickten. Wies man sie aber an, die Bewegungen der Fische in einem Aquarium mit dem Blick zu verfolgen, dann sank der Blutdruck ganz erheblich. Machen Sie sich diese Erfahrung der modernen Medizin auch beim Qi Gong zunutze, und beobachten Sie während Ihrer Meditation.

Ergänzende Übungen
- Entspannungsübung.
- Inneres Tai Chi.
- Fitneß-Übung: Stillsitzen, Kniemassage, Massage des Yong-Quan-Punktes.
- Übung im Gehen.
- Tai Chi.

Niedriger Blutdruck

Niedriger Blutdruck wird in erster Linie durch eine Dysfunktion des autonomen Nervensystems hervorgerufen.

Beschwerden: Extrem niedriger Blutdruck, Benommenheit, Erschöpfung, Schlaflosigkeit. Am häufigsten sind sicherlich, besonders bei Jugendlichen, die orthostatischen Kreislaufstörungen. D. h., beim Aufrichten vom Sitzen oder Liegen wird es dem Betreffenden »schwarz vor Augen«. Bei einigen Personen fehlen diese Symptome, sie fühlen sich sogar wohl, nur ihr Blutdruck ist zu niedrig.

Qi-Gong-Übung
Wählen Sie die »Innere ernährende Übung« mit der ersten Atemtechnik (siehe S. 40). Sie können sowohl im Sitzen als auch im Liegen üben, konzentrieren Sie sich dabei auf den Dan Tien, und lassen Sie diese Zone besonders warm werden. Bei niedrigem Blutdruck und Anämie sollten schwa-

che Personen in Rücken- oder Seitenlage mit angewinkelten Beinen üben, der Kopf wird von einem flachen Kissen unterstützt.

Ergänzende Übungen

- Inneres Tai Chi: in derselben Stellung wie die »Innere ernährende Übung« mit Sammlung auf den Ming Men und natürlicher Atmung.
- Fitneß-Übung: Weberübung, Rumpfkreisen, Massage des Dan Tien.
- Tai Chi.

Funktionelle Durchblutungsstörungen

Die Ursachen dafür sind vor allem in Infektionen, Stoffwechselstörungen und Kontakt mit Giftstoffen zu suchen. In den meisten Fällen jedoch besteht keine ersichtliche Ursache.

Beschwerden: Taubheitsgefühl in den Extremitäten; Finger und Zehen sind taub und schmerzhaft; die Muskeln der befallenen Gebiete schmerzen; schwächende Muskelspannungen. In ernsten Fällen sind die Handgelenke, Fersen und Knie betroffen. Muskeln und Sehnen degenerieren, in einigen Fällen kommt es zu Muskelschwund.

Qi-Gong-Übung

Führen Sie die »Innere ernährende Übung« mit der zweiten Atemtechnik (siehe S. 41) aus. Üben Sie im Sitzen oder Liegen, und sammeln Sie sich auf den Dan Tien.

Ergänzende Übungen

- Fitneß-Übung: die ganze Form.
- Inneres Tai Chi: in derselben Stellung wie die »Innere ernährende Übung«, mit natürlicher Atmung.
- Tai Chi.
- Qi Gong im Gehen.

Durchblutungsstörung der Herzkranzgefäße

Die vollständige Bezeichnung lautet atherosklerotische Erkrankung der Herzkranzgefäße. Dieser Begriff beinhaltet rezessive Erkrankungen der Herzkranzgefäße, Angina pectoris, Myokardinfarkt, Myokardsklerose, Arrhythmien und Durchblutungsstörungen.

Beschwerden: Im Herz-Kreislauf-System ist zuwenig Blut im Umlauf. Der Patient fühlt sich schwach. Er hat Druckgefühle im Herzgebiet, Atembeschwerden und fühlt sich schwach.

Qi-Gong-Übung
Wählen Sie die »Belebende Übung« in stehender oder sitzender Position. Atmen Sie ganz ruhig, und konzentrieren Sie sich auf den Dan Tien.

Ergänzende Übungen
- Entspannungsübung.
- Inneres Tai Chi: in derselben Position wie die »Belebende Übung« mit natürlicher Atmung und Sammlung auf den Ming-Men-Punkt.
- Fitneß-Übung: Stillsitzen, Schultermassage, Armschwingen, Massage des Dan Tien.
- Tai Chi.

Angina pectoris

Beschwerden: Schmerzen im Rippengebiet infolge harter Arbeit oder Aufregung, nach schwerem Essen oder wenn man sich der Kälte ausgesetzt hat. Drückende Schmerzen im Bereich des Brustkorbs, häufig von Erstickungsgefühlen begleitet; dieser Zustand kann 1–5 Minuten lang anhalten. Der Schmerz kann schnell durch die Einnahme von Nitroglyzerin-Kapseln gelindert werden.

Qi-Gong-Übung
Führen Sie die »Belebende Übung« im Sitzen aus, atmen Sie natürlich, und richten Sie die Aufmerksamkeit auf den Dan Tien. Patienten mit Ödemen, Herzklopfen, Spannungsgefühlen im Brustkorb und Kurzatmigkeit üben liegend, eventuell mit einem Kissen unter der Wirbelsäule. Kräftigere Personen mit leichten Ödemen und weniger starken Herzbeschwerden können im Sitzen oder im Schneidersitz üben. Sind Sie von Ihrer Erkrankung fast ganz genesen und können schon leichte Arbeit verrichten, so üben Sie im Sitzen und gelegentlich im Stehen.

Ergänzende Übungen
- Entspannungsübung.
- Fitneß-Übung: Stillsitzen, Schultermassage, Armschwingen, Massage des Dan Tien.
- Tai Chi.

Herzinfarkt

Beschwerden: Plötzlich auftretende Schmerzen wie bei Angina pectoris. Die Schmerzen sind jedoch heftiger und können stundenlang anhalten, oft sind sie von Schock, Herzversagen und Arrhythmien begleitet. Es gibt aber auch ganz untypisch verlaufende Infarkte, die sich nur durch Übelkeit bemerkbar machen. Das Blutbild und das EKG sichern in diesen Fällen die Diagnose.

Es ist selbstverständlich, daß bei einem Herzinfarkt der Arzt bzw. der ärztliche Notdienst herbeigerufen werden muß! Die ruhige Atmung im Liegen kann bis zum Eintreffen ärztlicher Hilfe angewandt werden, um den Patienten ruhigzustellen und zu entspannen. Auch bei der Nachsorge eines Herzinfarktes sind diese Qi-Gong-Techniken hilfreich. Den Anweisungen des Arztes ist unbedingt Folge zu leisten.

Qi-Gong-Übung
Im akuten Notfall führen Sie die Entspannungsatmung aus, um die Angst und Nervosität zu vermindern. Üben Sie nur im Liegen, atmen Sie ganz ruhig, und versuchen Sie auch innerlich ruhig zu werden.

Myokardsklerose

Beschwerden: Herzerweiterung, Arrhythmie, Herzversagen.

Qi-Gong-Übung
Führen Sie die »Belebende Übung« im Sitzen aus, atmen Sie natürlich, und sammeln Sie sich auf den Dan Tien.

Arthythmie

Beschwerden: Tachykardie (Herzrasen), Herzklopfen, unregelmäßiger Herzschlag.

Qi-Gong-Übung
Führen Sie die »Belebende Übung« im Sitzen aus, atmen Sie natürlich, und sammeln Sie sich auf den Dan Tien.

Ergänzende Übungen
- Qi Gong im Gehen.
- Entspannungsübung.

Rheumatischer Herzklappenfehler

Rheumatische Herzklappenerkrankungen sind die Folgeerscheinung einer akuten rheumatischen Herzerkrankung.

Beschwerden: Symptome sind nur bei Patienten, die an Komplikationen leiden, wahrzunehmen. Die häufigsten Komplikationen bestehen aus kongestivem Herzversagen, subakuter Karditis und Embolien.

Qi-Gong-Übung
Wählen Sie die »Innere ernährende Übung« mit der zweiten Atemtechnik (s. S. 41). Sie können im Liegen wie auch im Sitzen üben und sollten sich auf den Dan Tien konzentrieren.

Ergänzende Übungen
- Belebende Übung: im Sitzen, mit tiefer Atmung und Sammlung auf den Dan Tien.
- Inneres Tai Chi: Stellung wie bei der »Inneren ernährenden Übung«, mit natürlicher Atmung und Sammlung auf den Ming Men.
- Fitneß-Übung: Armschwingen, Stillsitzen.
- Tai Chi.
- Qi Gong im Gehen.

Myokarderkrankungen

Herzmuskel-Erkrankungen äußern sich in Herzbeschwerden. Die gesamten Ursachen dieser Erkrankung sind noch nicht bekannt, aber man vermutet, daß sie durch Viren, Bakterien oder Rheuma ausgelöst werden können.

Beschwerden: Kurzatmigkeit, Schmerzen im Brustkorb, Husten, Erschöpfung, Herzrasen, unregelmäßiger Herzschlag.

Qi-Gong-Übung
Führen Sie die »Belebende Übung« im Liegen aus. Natürliche Atemtechnik und Sammlung auf den Dan Tien.

Ergänzende Übungen
- Inneres Tai Chi: in der gleichen Position wie bei der »Belebenden Übung«, mit natürlicher Atmung und Sammlung auf den Ming Men.
- Tai Chi: Für Anfänger genügt es, die vereinfachte Bewegungsform auszuführen. Kräftigere Personen können die Tai-Chi-Form, die 88 Schritte umfaßt, erlernen und ausführen.

- Fitneß-Übung: Armschwingen, Stillsitzen.

Herzerkrankungen

Bei allen Arten von Herzerkrankungen zeigen die Hui-Chun-Gong-Übungen ganz enorme Erfolge. Natürlich werden die angeborenen oder erworbenen Herzfehler durch Qi Gong nicht beseitigt. Hui Chun Gong wirkt sich jedoch auf die gesamte Ökonomie des Herzens so wohltuend aus, daß viele Patienten ihre üblichen Beschwerden vergessen können. Das gilt für alle Herz-Lungen-Erkrankungen. Um hier eine deutliche Verbesserung zu erzielen, ist es nötig, die gesamte Reihe der Hui-Chun-Gong-Übungen durchzuführen.

Arterielle Gefäßverkrampfungen der Extremitäten

Diese Störung entsteht durch eine Dysfunktion der Nerven und Blutgefäße; meist sind Frauen davon betroffen. Die Verkrampfungen können auch durch Kälte oder Depressionen hervorgerufen werden.

Beschwerden: Die Extremitäten verfärben sich beidseitig weiß oder blau, besonders die Finger. Bei den meisten Patienten wird die Haut der Fingerspitzen blaß, wenn sie in kaltes Wasser fassen, anschließend verfärben sich auch die Finger und sogar die Handflächen weiß. Diese Erscheinung ist von Kältegefühl, Schmerzen und Taubheitsgefühlen begleitet. Nach einigen Minuten wird die Farbe der Hände wieder normal.

Qi-Gong-Übung
Wählen Sie die »Belebende Übung« im Sitzen. Atmen Sie natürlich, und konzentrieren Sie sich auf den Dan Tien.

Ergänzende Übungen

- Fitneß-Übung: Schulter- und Nackenmassage, Armschwingen, Massage des Dan Tien.
- Qi Gong im Gehen.
- Tai Chi.

Verschluß der Blutgefäße

Diese pathologische Veränderung befällt kleine und größere Arterien und Venen in den Beinen. Die Betroffenen sind meist Männer in den mittleren Jahren.

Beschwerden: Dies ist eine sehr lang anhaltende Störung, die gewöhnlich die Unterschenkel befällt. Aufgrund der mangelnden Blutversorgung hat der Patient taube, kalte und schmerzende Beine. Gelegentlich muß er sogar mit einem Stock gehen. Im weiteren Verlauf der Erkrankung, wenn sich die Symptome verschlechtern, wird er nachts durch Schmerzanfälle aus dem Schlaf geweckt. Die Haut der Beine wird trocken und rot. Muskelschwund und Gangrän (Brand) können dazukommen.

Qi-Gong-Übung
Führen Sie die »Innere ernährende Übung« im Liegen oder Sitzen aus. Wählen Sie die zweite Atemtechnik (siehe S. 41) und konzentrieren Sie sich auf Ihre Zehen.

Ergänzende Übungen

- Entspannungsübung.
- Qi Gong im Gehen.
- Tai Chi.

Rheuma

Rheuma ist eine sehr verbreitete Erkrankung, die den ganzen Körper betrifft.

Beschwerden: Schwitzen, Schmerzen am ganzen Körper,

Kältegefühl, Schwierigkeiten beim Wasserlassen. Personen, die an schwerem Rheuma erkrankt sind, sind blaß und leiden an Anämie, Herzklopfen, Atemnot, Spannungsgefühl in der Brust, gelegentlichem oder kontinuierlichem Fieber. Sie können auch an rheumatischer Arthritis oder Herzbeschwerden leiden.

Bei der Behandlung rheumatischer Erkrankungen sind ernährungswissenschaftliche Erkenntnisse zu beachten. Vor allem der Genuß von Fleisch, insbesondere Schweinefleisch und Wurstwaren, muß eingestellt werden. Die Qi-Gong-Übungen sind darauf abgestimmt, die Beweglichkeit der Gelenke zu erhalten oder wiederherzustellen und eine allmähliche Stoffwechselumstellung zu bewirken.

Qi-Gong-Übung
Führen Sie die »Innere ernährende Übung« abwechselnd im Sitzen und Liegen aus. Wenn es der Krankheitsverlauf und der Zustand erlauben, sollten Sie im Stehen üben oder die Bewegungsübungen ausführen. Kann der Patient in fortgeschrittenen Fällen nicht mehr selbst stehen, so übt er im Sitzen oder Liegen.

Ergänzende Übungen
- Fitneß-Übung: alle Übungen.
- Qi Gong im Gehen.
- Tai Chi.

Bluterkrankungen

Eisenmangelanämie

Dies ist die am häufigsten vorkommende Anämie, die durch einen Eisenmangel im Blut gekennzeichnet ist. Die traditionellen chinesischen Ärzte sagen, daß sie durch Unterernährung oder eine Dysfunktion der Milz verursacht wird; diese Faktoren können zu inneren Blutungen führen und eine Anämie entstehen lassen.

Beschwerden: Lippen, Nägel, Haut und Bindehaut der Augen werden blaß, der Patient ist müde und schnell erschöpft. Benommenheit, verminderte Sehkraft, Ohrensausen, schlechtes Gedächtnis, Übelkeit, Durchfall, Herzklopfen, Kurzatmigkeit können auftreten.

Qi-Gong-Übung
Führen Sie die »Innere ernährende Übung« im Sitzen und Liegen aus. Wählen Sie die erste Atemtechnik (siehe S. 40), und sammeln Sie sich auf den Dan Tien.

Ergänzende Übungen
- Belebende Übung: im Schneidersitz mit natürlicher Atmung und Sammlung auf den Dan Tien.
- Tai Chi.
- Übung im Gehen.

Perniziöse Anämie

Diese Störung entsteht durch einen Mangel an Vitamin B_{12} und Folsäure. Sie tritt häufig während der Schwangerschaft oder nach der Entbindung auf.

Beschwerden: Anders als bei der Eisenmangelanämie leidet der Betroffene an Erbrechen, Durchfall, Faulecken, Entzündungen der Zunge und der Nervenenden, gelegentlich auch an Fieber und Ödemen.

Qi-Gong-Übung
Führen Sie dieselben Übungen aus, die bei Eisenmangelanämie empfohlen werden.

Störungen des Nervensystems

Neurasthenie

Neurasthenie wird durch eine lang anhaltende Übermüdung und Erschöpfung verursacht, ebenso durch tiefen Kummer, seelische Verletzungen oder einfach dadurch, daß der Betreffende über längere Zeit hinweg ein erschöpfendes, unregelmäßiges Leben führt.

Beschwerden: Kopfschmerzen, Benommenheit, Schlaflosigkeit, Alpträume, Amnesie, Niedergeschlagenheit, Depression, Kummer, Sorgen, schlimme Vorahnungen. Der Betroffene ist erregt, übertrieben argwöhnisch und kann an Allergien leiden.

Qi-Gong-Übung

Führen Sie die »Belebende Übung« im Sitzen oder Stehen aus, atmen Sie tief und ruhig, und konzentrieren Sie sich auf den Dan Tien.

Schwache Personen, die an schwerer Schlaflosigkeit, an Benommenheit und Herzklopfen leiden, üben in Rücken- oder Seitenlage mit angewinkelten Beinen. Kräftigere Personen, deren Störung nicht so ausgeprägt ist, können sowohl im Sitzen als auch im Stehen üben. Ändern Sie aber sofort die Stellung, wenn Sie dabei Herzklopfen oder Schwindelgefühle bekommen.

Im allgemeinen brauchen Sie mögliche Nebenerscheinungen nicht zu beachten. Der Neurastheniker neigt in seiner Ängstlichkeit eher dazu, kleineren Symptomen zuviel Aufmerksamkeit zu schenken. Die hier empfohlenen Qi-Gong-Übungen sind in jedem Falle vollkommen ungefährlich.

Ergänzende Übungen

- »Innere ernährende Übung«: im Sitzen oder Liegen mit der zweiten Atemtechnik (siehe S. 41).
- Fitneß-Übung: die ganze Bewegungsfolge oder eine Auswahl der Bewegungen.

- Entspannungsübung: Führen Sie die Entspannungsübung einige Minuten vor Beginn der »Belebenden Übung« aus.
- Inneres Tai Chi.
- Tai Chi.

Hysterie

Hysterie ist eine neurotische Erkrankung, die aufgrund von seelischen Verletzungen in der Kindheit auftritt; entgegen der landläufigen Meinung sind nicht nur Frauen, sondern Angehörige beider Geschlechter betroffen.

Beschwerden: anfallartiges Lachen und Weinen, unaufhörliches Gerede oder Singen, lange Schweigephasen, gelegentlich hysterische Lähmungen und Blindheit. Die oben genannten Symptome sind nur bei schwerer Hysterie anzutreffen und relativ selten.

Personen, die nur eine hysterische Triebstruktur haben, gibt es dagegen viel häufiger. Sie zeichnen sich vor allem durch eine lebhafte Selbstbezogenheit aus. Wie der Neurastheniker neigt auch der Hysteriker dazu, mögliche, harmlose Symptome, die durch Qi Gong hervorgerufen werden können, zu übertreiben. Das geschieht jedoch nicht wie bei ersterem aus einer Ängstlichkeit heraus, sondern eher, um sich interessant zu machen. Daher empfehle ich Therapeuten, solchen Personen gegenüber keinerlei mögliche Symptome zu erwähnen. Der Hysteriker wird sie nämlich sonst noch lebhafter und farbiger produzieren, als sie ihm geschildert wurden.

Qi-Gong-Übung

Der Patient führt die »Belebende Übung« aus, um innerlich zur Ruhe zu kommen.

Ergänzende Übungen

- »Innere ernährende Übung«: im Sitzen oder Liegen, mit natürlicher Atmung. Wiederholen Sie dabei innerlich ein wohltuendes Wort. Hysterische Personen neigen dazu, sich ganze, komplizierte Sätze zurechtzulegen, die für die innere Übung völlig ungeeignet sind. Ein Wort genügt!

Nervöse Magen- und Darmbeschwerden

Diese Störung entsteht aufgrund einer Dysfunktion des zentralen Nervensystems und Streß und zeigt sich in Fehlfunktionen der gastrointestinalen Sekretionen und Bewegungen, die sehr mannigfaltig sein können.

Beschwerden: Anders als beim neurasthenischen Syndrom leidet der Betroffene an Magenschmerzen, Bauchschmerzen, abdominalen Spannungen, Durchfall, Blähungen, saurem Aufstoßen, Übelkeit, Erbrechen und Aufstoßen.

Qi-Gong-Übung
Führen Sie die »Innere ernährende Übung« mit der zweiten Atemtechnik (siehe S. 41) aus, und zwar im Sitzen oder Liegen.

Ergänzende Übungen

- Fitneß-Übung: Bauchmassage, Zungenkreisen, Befeuchten des Mundes mit Speichel.
- Inneres Tai Chi: in derselben Stellung wie die »Innere ernährende Übung«.
- Tai Chi.
- Übung im Gehen.
- Hui Chun Gong.

Herzneurose

Obwohl die Herzneurose eine funktionelle Störung ist, wird sie dennoch von Herzarrhythmien begleitet.

Beschwerden: Der Betroffene leidet an häufigem Herzklopfen, an Kurzatmigkeit und Erschöpfung. Diese Symptome treten besonders nach Streß oder Aufregung auf, auch bestimmte Wetterverhältnisse können eine Rolle spielen. Die Betroffenen wirken meist ziemlich ängstlich und besorgt wegen ihrer Erkrankung.

Qi-Gong-Übung
Führen Sie die »Belebende Übung« im Sitzen aus, und atmen Sie dabei ruhig.

Ergänzende Übungen

- »Innere ernährende Übung«: mit der ersten Atemtechnik (siehe S. 40) und Sammlung auf den Dan Tien.
- Entspannungsübung.
- Inneres Tai Chi: in derselben Stellung wie die »Belebende Übung«, mit natürlicher Atmung und Sammlung auf den Ming Men.
- Tai Chi.
- Übung im Gehen.
- Hui Chun Gong.

Muskelschwund

Diese Störung hat mit genetischen Faktoren zu tun. Sie befällt zuerst die Extremitäten und führt dazu, daß dort die Muskeln degenerieren.

Beschwerden: Die Gesäßmuskeln und die Beinmuskulatur werden schlaff; der Betroffene muß sich beim Gehen aufstützen; es fällt ihm schwer, treppauf zu gehen oder die Arme zu heben. In ernsten Fällen leidet der Patient an Lähmungen, außerdem kann die Herzmuskulatur von der Krankheit befallen werden.

Qi-Gong-Übung
Der Patient führt die »Fitneß-Übung« aus, um sich eine möglichst normale Beweglichkeit zu bewahren und um ein Fortschreiten der Erkrankung zu kontrollieren.

Ergänzende Übungen

- Qi Gong im Gehen.
- Tai Chi.

Vegetative Dystonie

Das funktionelle Ungleichgewicht zwischen Sympathikus und Parasympathikus führt zu einer Vielzahl von Erkrankungen. Diese Störung kann alle möglichen Erkrankungen imitieren und stellt daher den Diagnostiker häufig vor Probleme. Die vegetative Dystonie ist in den letzten Jahren zu einer Art Volkskrankheit geworden, was wohl auf eine ungesunde, reizüberflutete Lebensweise zurückzuführen ist.

Beschwerden: Benommenheit, Ohnmachten, schwankender Blutdruck, Herzklopfen, reichlicher Schweiß, verlangsamter oder zu schneller Puls, Sensibilitätsstörungen, nervliche und psychische Probleme, Überreaktion auf Reize, Erlebnisse usw.

Qi-Gong-Übung
Führen Sie die »Belebende Übung« im Sitzen oder Liegen aus, atmen Sie ruhig, und sammeln Sie sich auf den Dan Tien. Es ist wichtig, darauf hinzuweisen, daß die vielfältigen Störungen nicht organisch bedingt sind, sondern ihre Ursache in einer Fehlfunktion des Nervensystems haben. Diese Feststellung beruhigt die meist überbesorgten und ängstlichen Personen, die an sich alle möglichen schweren Erkrankungen vermuten.

Ergänzende Übungen

- »Innere ernährende Übung«: in derselben Stellung wie die »Belebende Übung«; verwenden Sie abwechselnd die erste und zweite Atemtechnik (siehe S. 40f.).
- Inneres Tai Chi: in derselben Stellung wie die »Belebende Übung« mit Sammlung auf den Dan Tien.
- Fitneß-Übung: eine Auswahl der Bewegungen.

- Tai Chi.
- Qi Gong im Gehen.
- Hui Chun Gong.

Folgen eines Schlaganfalls

Die Ursachen dafür sind Verletzungen oder Blockierungen der Arterien im Gehirn oder Halsbereich, wodurch die Blutzirkulation behindert wird.

Beschwerden: Nach einem Schlaganfall erleidet der Patient häufig eine halbseitige Lähmung, durch die die Gesichtszüge verzogen werden. Sprechen fällt schwer. Die Symptome können andauern und gelten als Folgeerscheinungen des Schlaganfalls. Wenn es sich um einen sehr ernsten Fall handelt oder sich die Behandlung verzögert oder schlampig durchgeführt wird, kann es zu einer lebenslangen Behinderung kommen.

Lange und geduldig ausgeführte Qi-Gong-Übungen und Akupunktur können jedoch in vielen Fällen helfen.

Qi-Gong-Übung

Der Patient führt die »Belebende Übung« im Sitzen aus, er atmet natürlich und sammelt sich auf den Dan Tien.

Ergänzende Übungen

- Fitneß-Übung: eine Auswahl der Bewegungen, die den speziellen Gegebenheiten des Patienten entsprechen.
- Inneres Tai Chi: dieselbe Stellung wie bei der »Belebenden Übung« mit Sammlung auf den Yong-Quan-Punkt im mittleren Teil der Fußsohle, wenn der Patient an hohem Blutdruck leidet. Ist der Blutdruck zu niedrig, so sammelt er sich auf den Ming Men.
- Übung im Gehen (Patienten, die gehen können).
- Tai Chi (ebenfalls nur für Patienten, die sich selbständig bewegen können).

Nervöse Schwerhörigkeit

Diese Störung wird durch eine Dysfunktion der Nerven verursacht.

Beschwerden: Die Funktion des Gehörs ist in einem bestimmten Ausmaß eingeschränkt.

Qi-Gong-Übung
Führen Sie die »Innere ernährende Übung« im Liegen oder Sitzen aus, verwenden Sie die erste Atemtechnik (siehe S. 40), und konzentrieren Sie sich auf den Dan Tien.

Ergänzende Übungen
- Belebende Übung: in derselben Stellung wie die »Innere ernährende Übung« mit ruhiger Atmung und Sammlung auf den Dan Tien.
- Fitneß-Übung: Ohrmassage, Himmelstrommeln.
- Inneres Tai Chi: in derselben Stellung wie bei der »Inneren ernährenden Übung« mit natürlicher Atmung und Sammlung auf den Ming Men.
- Qi Gong im Gehen.
- Tai Chi.

Zerebralsklerose

Diese Erkrankung wird durch Degeneration und Entzündung der Gehirnarterien verursacht. Die Wände der Arterien verdicken sich so, daß die Blutzufuhr beeinträchtigt wird; das führt zu einer Vielzahl von nervlichen und psychischen Störungen.

Beschwerden: Benommenheit aufgrund mangelnder Blutversorgung, Kopfschmerzen, Ohnmachten, Amnesie. Einige Patienten leiden an einer derartigen Antriebslosigkeit, daß sie das Denken, Sprechen und die Bewegung einstellen. Sie werden stumpfsinnig und wirken aufgrund abnormer Veränderung der Psyche für ihre Umgebung sehr seltsam.

Qi-Gong-Übung
Der Patient führt die »Belebende Übung« im Sitzen aus. Er atmet natürlich und sammelt sich auf den Dan Tien. Wegen der Veränderungen im Gehirn fällt es den Betroffenen sehr schwer, ihre Antriebsschwäche zu überwinden und sich zu bewegen. Eine weitere Klippe in der Atem- und Bewegungstherapie ist das schlechte Gedächtnis dieser Personen. Ich halte es für ausgeschlossen, daß ein Mensch mit Zerebralsklerose dazu in der Lage ist, inneres Tai Chi oder Tai Chi in Bewegung zu erlernen und auszuführen. Die Übungen können bestenfalls unter ständiger Überwachung durch eine andere Person stattfinden; dabei findet natürlich nur eine äußere Bewegung statt. Die innere Bewegung und die Lenkung der Energie, die beim Qi Gong am wichtigsten sind, werden nicht berücksichtigt. Trotzdem empfehlen chinesische Ärzte diese Übungen. Im Anfangsstadium der Erkrankung kann ständiges Gedächtnis- und Bewegungstraining dazu führen, daß die Krankheit abgemildert und aufgehalten wird.

Ergänzende Übungen
- Inneres Tai Chi: in derselben Stellung wie die »Belebende Übung« mit natürlicher Atmung und Sammlung auf den Ming Men. Hochdruckpatienten sammeln sich auf den Yong Quan in der Mitte der Fußsohle.
- Fitneß-Übung: Rückenmassage, Augen- und Ohrenmassage, Himmelstrommeln.
- Qi Gong im Gehen.
- Tai Chi.

Spannungskopfschmerzen

Dieser Schmerz entsteht durch Streß oder seelische Probleme, die dazu führen, daß sich die Kopf- und Halsmuskulatur verspannt; die Arterien dehnen sich aus oder ziehen sich zusammen, bis Kopfschmerzen entstehen. Diese Art von Kopfschmerzen ist sehr verbreitet, sogar Schulkinder sind schon davon betroffen. Sie entsteht aufgrund von Sorgen, Spannungen, Streß und Übermüdung.

Beschwerden: anhaltende Schmerzen im Kopf oder Nakken, oft begleitet von Spannungsgefühl und Benommenheit.

Qi-Gong-Übung
Führen Sie die »Belebende Übung« im Sitzen aus, und sammeln Sie sich auf den Dan Tien.

Ergänzende Übungen
- Entspannungsübung.
- Inneres Tai Chi: in derselben Stellung wie die »Belebende Übung« mit natürlicher Atmung.
- Fitneß-Übung: Augenübung, Ohrenmassage, Gesichts- und Nackenmassage, Schultermassage, Armschwingen. Eine Nackenmassage, bei der an die seitlichen, schmerzenden Dornfortsätze der Wirbel gedrückt wird, ist besonders hilfreich.
- Qi Gong im Gehen.

Störungen der Atemwege

Lungentuberkulose

Diese Erkrankung entsteht durch eine Infektion der Lungen mit dem Tuberkelbazillus.

Bei uns ist im Gegensatz zu Asien die Lungentuberkulose sehr selten geworden. Wird sie einmal diagnostiziert, so regeln die Gesetze den Umgang mit dieser meldepflichtigen Krankheit. Die Behandlung der Tuberkulose mit Atemtherapie wurde dennoch in dieses Buch aufgenommen, weil sie zu den bestdokumentierten Erfolgen des Qi Gong gehört. Es gibt in China Sanatorien, die sich allein mit der Tuberkuloseheilung durch Qi Gong beschäftigen. Die Erfolge sind beachtlich. Selbstverständlich sind hierzulande bei dieser Erkrankung Ärzte hinzuzuziehen. Qi Gong kann als zusätzliche Maßnahme eingesetzt werden, nachdem der Patient den Anweisungen seines Arztes gefolgt ist. Wie bei allen schweren Erkrankungen muß über längere Zeit kontinuierlich geübt werden, um Erfolg zu haben.

Beschwerden: Husten, Spucken, Verschleimung, Brustschmerzen, Blutspucken, Fieber, Schwierigkeiten beim Atmen, Nachtschweiß, Erschöpfungsgefühl, Abmagerung, Appetitlosigkeit, Menstruationsbeschwerden.

Qi-Gong-Übung

Patienten, die an Lungentuberkulose leiden, führen die »Belebende Übung« im Sitzen aus, sie atmen ruhig und sammeln sich auf den Dan Tien. Schwache Patienten üben in Rückenlage. Patienten, die an Husten, Fieber, Blutspucken und Brustschmerzen leiden, üben in Seitenlage mit angewinkelten Knien. In milde verlaufenden Fällen können kräftigere Patienten im Sitzen oder Stehen üben. Es ist auch möglich, abwechselnd in beiden Stellungen zu üben.

Ergänzende Übungen

- Tai Chi: für Patienten, die geschlossene Tuberkulose haben.
- Fitneß-Übung: für Patienten mit offener Tuberkulose, alle Übungen.

Chronische Bronchitis

Die chronische Bronchitis ist in erster Linie eine Wintererkrankung, die nach einer Erkältung oder durch das Einatmen von Staub oder anderen Reizstoffen entsteht. Wenn Lungen und Milz geschwächt sind, ist der Körper für diese Erkrankung empfänglich. Akute Bronchitis kann später in eine chronische Bronchitis übergehen und ist eine häufige Erkrankung älterer Leute.

Beschwerden: Husten, Schleimspucken, Atemnot.

Qi-Gong-Übung
Führen Sie die »Innere ernährende Übung« im Sitzen und Liegen aus, wenden Sie die zweite Atemtechnik (siehe S. 41) an, und sammeln Sie sich auf den Dan Tien. Personen, die an einem Druckgefühl in der Brust leiden und nach Luft schnappen müssen, üben im Liegen mit einem größeren Kissen im Rücken. In milden Fällen üben Sie in Rücken- oder Seitenlage mit angewinkelten Beinen. Kräftigere Personen üben im Sitzen oder Stehen.

Ergänzende Übungen
- Tai Chi.
- Qi Gong im Gehen.

Bronchialasthma

Diese Erkrankung des Respirationstraktes ist durch anfallartig auftretende Atemnot gekennzeichnet. Die Anfälle entstehen aufgrund einer Überempfindlichkeit gegenüber Nahrungsmitteln, Staub, Federn oder Medikamenten. Auch innere Ursachen wie Entzündungen oder eine bestimmte Konstitution können zur Entwicklung von Asthma beitragen. Die Anfälle können auch von der Stimmungslage oder vom Wetter beeinflußt werden.

Beschwerden: leichter Husten, Spannungsgefühl im Brustkorb, Kurzatmigkeit, Keuchen, Fieber, Erschöpfungsgefühl. In ernsten Fällen wird gelber Schleim abgehustet.

Qi-Gong-Übung
Führen Sie die »Innere ernährende Übung« im Sitzen oder Liegen aus, und verwenden Sie die zweite Atemtechnik (siehe S. 41). Wenn Sie an heftiger Atemnot leiden, können Sie die »Belebende Übung« ausführen und versuchen dabei ganz ruhig zu atmen. Das »Innere Tai Chi« kann in halb liegender Stellung durchgeführt werden.

Ergänzende Übungen

- Entspannungsübung: im Sitzen oder Liegen mit Sammlung auf den Dan Tien.
- Fitneß-Übung.
- Tai Chi.

Diese Qi-Gong-Techniken stellen auch eine wirksame Behandlung der akuten Bronchitis, des Lungenemphysems und der Lungenentzündung dar.

Störungen des Urogenitaltraktes

Nierentuberkulose

Diese Infektion verbreitet sich auf dem Boden einer Lungentuberkulose über die Blutzirkulation, auf dem Lymphweg oder durch die Harnröhre. Die traditionellen chinesischen Ärzte sagen, daß diese Erkrankung infolge von Übermüdung oder exzessiver Nahrungsaufnahme entstehen kann.

Bitte lesen Sie die Hinweise, die für den westlichen Menschen unter dem Stichwort »Lungentuberkulose« gegeben werden (siehe S. 171 f.).

Beschwerden: Erschöpfung, Nachtschweiß, gerötete Wangen, Rückenschmerzen, Hämaturie, subfebrile Temperaturen, Harninkontinenz, Schmerzen beim Wasserlassen, häufiger Harndrang.

Qi-Gong-Übung

Der Patient führt die »Belebende Übung« mit ruhiger Atmung im Sitzen aus. Ebenso kann er auch die »Innere ernährende Übung« im Liegen durchführen und dabei die erste oder zweite Atemtechnik (siehe S. 40 f.) anwenden und sich auf den Dan Tien konzentrieren.

Ergänzende Übungen

- Entspannungsübung.
- Fitneß-Übung: Massage des Dan Tien, Rückenmassage, Massage der Fußsohlen, Rumpfkreisen.
- Übung im Gehen.

Diese Übungen werden auch erfolgreich bei der Behandlung der chronischen Blasenentzündung und Nephritis eingesetzt. Bei chronischer Nephritis üben schwache Patienten mit Harnbefund und Rückenschmerzen seitlich oder auf dem Rücken liegend, die Knie sind dabei angewinkelt, und die Sohlen berühren die Unterlage. Kräftigere Patienten mit leichten Rückenschmerzen können abwechselnd im Liegen oder Sitzen üben.

Schwäche der männlichen Sexualorgane

Solche Beschwerden entstehen nach chinesischer Auffassung infolge einer Nierenschwächung.

Beschwerden: häufige Samenergüsse, Benommenheit, Schwindel, Nervosität, Kurzatmigkeit, Lustlosigkeit, Erschöpfung, Gedächtnisschwäche, Impotenz.

Qi-Gong-Übung

Führen Sie die »Innere ernährende Übung« im Sitzen aus, und verwenden Sie die erste Atemtechnik (siehe S. 40). Sie können auch die »Belebende Übung« wählen und dabei ruhig atmen.

Ergänzende Übungen

- Fitneß-Übung: Massage des Dan Tien, Rückenmassage, Massage der Fußsohlen, Rumpfkreisen.
- Inneres Tai Chi: mit Sammlung auf den Ming Men.

Diese Übungen stellen auch bei der Behandlung von Prostatitis und Ejaculatio praecox eine wirksame Heilmaßnahme dar. Medizinisch gesehen ist Ejaculatio praecox eine irreführende Bezeichnung für die unbefriedigende Kontrolle des Mannes über den Zeitpunkt seines Orgasmus, d. h., beim Geschlechtsverkehr kommt die Ejakulation unbefriedigend früh. Der Samenerguß ist jedoch nur eine Begleiterscheinung des Orgasmus und nicht das eigentliche Problem. Die Kontrolle über den Samenerguß kann durch geeignete Übungen und Therapie gelernt und verbessert werden. Dasselbe gilt für Impotenz, die verschiedene Ursachen hat und in vielen Fällen durch Psychotherapie und geeignete Übungen behoben werden kann, sofern nicht medizinische Ursachen vorliegen.

Qi Gong bei sexueller Schwäche

Diese Übung stellt eine wirksame Maßnahme zur Behandlung und Vorbeugung sexueller Schwäche bei Männern dar. Sie sollte morgens und abends ausgeführt werden.

Legen Sie sich mit einem Kissen unter dem Kopf hin, und sammeln Sie sich innerlich auf den Dan Tien. Legen Sie die Finger ihrer rechten Hand auf den linken Handrükken, und lassen Sie die linke Handfläche auf dem Nabel ruhen. Reiben Sie das Nabelgebiet 36mal im Uhrzeigersinn und 36mal gegen den Uhrzeigersinn.

Anschließend stehen Sie auf und legen die Fingerspitzen beider Hände auf die Mitte des Brustbeins in Höhe der Brustwarzen. Führen Sie die Finger in einer drückenden Abwärtsbewegung den Bauch hinunter, bis sie seitlich neben dem Dan Tien angelangt sind. Kehren Sie dann die Bewegungsrichtung um, und massieren Sie sich wieder hinauf zum Ausgangspunkt auf dem Brustbein. Wiederholen Sie diesen Vorgang 36mal. Anschließend halten Sie die Hoden mit beiden Händen und ziehen sie hoch. Massieren Sie die Hoden zuerst mit der linken und dann mit der rechten Hand, jeweils 81mal.

Qi Gong bei Impotenz: Nehmen Sie eine bequeme sitzende oder stehende Haltung ein. Lassen Sie Ihre Gedanken vorbeiziehen, und entspannen Sie den ganzen Körper. Berühren Sie mit der Zungenspitze den Gaumen, und versuchen Sie, sich in tiefe Meditation zu versenken. Atmen Sie langsam und tief, stellen Sie sich dabei vor, daß der Atem von der Nase durch die Mitte der Brust hinunter zum Dan Tien sinkt. Gleichzeitig ziehen Sie die Ringmuskulatur des Afters langsam hoch und spannen sie an. Stellen Sie sich vor, daß die Energie von dieser Stelle aus nach oben steigt und mit dem Atem am Dan Tien zusammentrifft.

Atmen Sie nun langsam aus, und lenken Sie dabei die Luft vom Dan Tien durch die Brust und dann zur Nase heraus. Gleichzeitig entspannen Sie die Aftermuskulatur und lenken dabei die Energie vom Dan Tien zum Perineum hinunter.

Eine andere Technik bei Impotenz: Sammeln Sie sich in tiefer Meditation innerlich auf den Dan Tien. Spüren Sie, wie dieses Gebiet nach und nach warm wird. Lenken Sie diese Energie vom Dan Tien zum Ming-Men-Punkt, der auf dem Rücken gegenüber dem Nabel liegt, und richten Sie Ihre Aufmerksamkeit auf den Ming Men. Wenn Sie spüren, daß dieses Gebiet warm wird, konzentrieren Sie sich auf das Perineum. Lenken Sie die Energie von da wieder zum Dan Tien zurück, und beschließen Sie so die Übung. Atmen Sie ein paar Minuten lang ganz natürlich, dann reiben Sie die Handflächen so lange aneinander, bis sie warm sind. Streichen Sie sich mit den Händen über das Gesicht und die Ohren, und stehen Sie langsam auf.

Diese beiden Techniken können Sie abwechselnd morgens und abends üben. Die erste Technik sollte nicht länger als einhundert Atemzüge lang ausgeführt werden, die zweite Technik darf länger geübt werden. Eine halbe Stunde vor dem Essen sollten Sie nicht üben. Solange Sie diese Übungsreihe ausführen, sollten Sie Ihre sexuellen Aktivitäten einstellen. Die Wirkung der Übung tritt etwa nach einem Monat ein.

Gynäkologische Störungen

Infektion des Beckens

Diese Erkrankung ist sehr häufig; sie entsteht aufgrund einer bakteriellen Infektion und befällt Eileiter und Eierstöcke. Wird die akute Krankheit nicht sorgfältig ausgeheilt, so kann sie chronisch werden. Viele Frauen leiden unter diesen Problemen und finden kaum Hilfe in der Schulmedizin.

Beschwerden: Bauchschmerzen, abdominale Spannungen, Kreuzschmerzen, leicht erhöhte Temperatur, Benommenheit, Kopfschmerzen, Erschöpfung, Schlaflosigkeit, Appetitlosigkeit, Ohrensausen, Verstopfung.

Die Vielzahl der körperlichen Symptome, die aufgrund einer einzigen Erkrankung aufgezählt wird, ergibt sich aus der besonderen Lage und Funktion der Geschlechtsorgane. Sie liegen im Einflußbereich der beiden Meridiane, die die vordere und rückwärtige Körpermitte durchfließen, Du Mo und Jen Mo genannt. Von diesen beiden Leitbahnen werden alle anderen Meridiane beeinflußt und stehen im Austausch mit ihnen, so daß sich Störungen z. B. des Jen-Mo-Meridians auf der Körpervorderseite auch in allen mit ihm verbundenen Leitbahnen und den ihnen zugehörigen Zonen und Organen bemerkbar machen. Auch bei der Frau gilt die Sexualenergie, Ovarenergie genannt, als Urquelle aller lebendigen Funktionen und muß aus diesem Grunde geschützt und gepflegt werden. Wird die Pflege der Ovarenergie vernachlässigt, so sind Erschöpfung, Vitalitätsverlust und frühzeitige Alterung die Folge (siehe auch: Mantak Chia, Tao Yoga der Liebe, und weitere Bücher des Autors und seiner Frau).

Qi-Gong-Übung

Führen Sie anfänglich die »Innere ernährende Übung« im Liegen aus, und gehen Sie später zur sitzenden Position über. Es kann sowohl die erste als auch die zweite Atemtechnik (siehe S. 40f.) angewandt werden. Die Aufmerksamkeit ist auf den Dan Tien gerichtet. Schwache Frauen, die an Rücken- und Bauchschmerzen leiden, üben in Rükkenlage. Sie können dabei die Beine anwinkeln und die Fußsohlen auf die Unterlage stellen. Wenn die Erkrankung nicht akut ist, kann im Sitzen oder im Stehen geübt werden.

Die beste Behandlungsmethode für chronische Störungen ist hier das Hui Chun Gong. Es wird nur im Stehen geübt und zeigt schon nach kurzer Zeit – wenigen Tagen oder Wochen – Erfolge. Allerdings darf erst geübt werden, wenn der akute Zustand vorbei ist.

Ergänzende Übungen

- Hui Chun Gong, alle 16 Übungen.
- Entspannungsübung: Richten Sie Ihre Aufmerksamkeit auf das erkrankte Gebiet, und entspannen Sie sich 5–10 Minuten.
- Fitneß-Übung: Bauchmassage, Rückenmassage. Massieren Sie vor allem das Kreuz und die Fußsohlen. Rumpfkreisen. Bei Schmerzen massieren Sie 50mal die Oberschenkel.
- Inneres Tai Chi.

Sollten Sie an einer akuten Erkrankung oder an Schmerzen leiden, schränken Sie Ihre körperlichen Aktivitäten ein. Üben Sie im Liegen, wenn die Periode bevorsteht und Sie eine starke Blutung erwarten. Richten Sie Ihre Aufmerksamkeit während dieser Zeit auf die Mitte des Brustbeins, wo der Shan-Zhong-Punkt liegt. Frauen, deren Periode zu spät kommt oder die an Amenorrhoe leiden, sammeln sich auf den Dan Tien.

Uterusblutungen

Diese Störung wird meist durch eine Fehlfunktion der Eierstöcke verursacht und führt zu massiven oder irregulären Blutungen.

Beschwerden: Massive oder lang anhaltende Blutungen nach der Periode, Benommenheit, Kreuzschmerzen, Kreislaufstörungen, Schwindel, Schwäche, Sehstörungen.

Qi-Gong-Übung
Führen Sie die »Belebende Übung« liegend oder halb liegend aus. Die Atmung ist ruhig und tief, die Aufmerksamkeit ist auf den Shan-Zhong-Punkt gerichtet.

Ergänzende Übungen
- Fitneß-Übung: vorsichtige, wärmende Massage von Kreuz und Bauch, vorsichtiges Rumpfkreisen.
- Inneres Tai Chi.

Amenorrhoe

Ausbleiben der monatlichen Regelblutung; man unterscheidet eine physiologische und pathologische Amenorrhoe. Nicht selten liegen psychische Gründe vor, und die Regel bleibt nach einem seelischen Schock oder Kummer aus.

Beschwerden: Die Regelblutung ist bis zum 18. Lebensjahr noch nicht eingetreten (meist organische Ursachen); die Regel bleibt länger als vier Monate aus, wenn sie zuvor regelmäßig war und keine Schwangerschaft besteht; Amenorrhoe ist verbunden mit Lustlosigkeit, Herzklopfen, Kurzatmigkeit, Benommenheit, Ödemen, Verstopfung; die Patientin ist psychisch überempfindlich oder gereizt.

Qi-Gong-Übung
Führen Sie die »Innere ernährende Übung« im Sitzen aus, atmen Sie ruhig, und sammeln Sie sich auf den Dan Tien. Bei dieser Art von Störung sind die Bewegungsübungen des Hui Chun Gong sehr wirksam, da das hormonelle System durch sie stark angeregt und stimuliert wird.

Ergänzende Übungen

- Inneres Tai Chi: Richten Sie in sitzender oder halb liegender Position Ihre Aufmerksamkeit auf das Perineum.
- Tai Chi.
- Fitneß-Übung: Bauchmassage, Kreuzmassage, Wirbelsäulenmassagen, Rumpfkreisen.
- Qi Gong im Gehen.

Dysmenorrhoe

Die schmerzhafte Regelblutung ist sehr häufig, sie entsteht aufgrund einer Verdickung der Uterusschleimhaut, durch eine Vorwärtsverlagerung der Zervix und nervalen Störungen im Uterusbereich. Weitere Ursachen sind hormonelle Störungen oder vegetative Dystonie.

Beschwerden: Bauchschmerzen vor und während der Menses.

Qi-Gong-Übung

Führen Sie die »Innere ernährende Übung« sowohl im Sitzen als auch im Liegen aus. Verwenden Sie die zweite Atemtechnik (siehe S. 41), und sammeln Sie sich dabei auf den Dan Tien. Auch hier ist aus den Bewegungsformen der energetischen Therapie das Hui Chun Gong das Mittel der Wahl. Schon nach kurzer Übungszeit sind die Beschwerden wesentlich gebessert und nach Wochen ganz und gar verschwunden.

Ergänzende Übungen

- Fitneß-Übung: Rückenmassage, Kreuzmassage, Massage der Fußsohlen, Rumpfkreisen.
- Inneres Tai Chi.

Uterusvorfall

Infolge lang andauernder Übermüdung, von Geburten, körperlicher Belastung nach Entbindung oder nach vielen Geburten tritt die Gebärmutter durch die Vagina aus.

Beschwerden: häufiger Harndrang, starke Leukorrhoe, Kreuzschmerzen, schwache Beine, Benommenheit, Ohrensausen, Gefühl, als ob etwas durch die Vagina herauskommen wollte.

Qi-Gong-Übung

Führen Sie die »Innere ernährende Übung« zunächst im Liegen aus. Wenn es Ihnen bessergeht, können Sie sowohl im Sitzen als auch im Liegen üben. Wählen Sie die erste Atemtechnik (siehe S. 40), und sammeln Sie sich auf den Dan Tien. Die beschriebene Schüttelübung aus dem Hui Chun Gong sorgt dafür, daß die Beckenbodenmuskulatur wieder straff wird und der Uterus sich zurückzieht. Dadurch bessert sich nicht nur der ursprüngliche Befund, sondern auch die so lästige Harninkontinenz, die meist als erstes zurückgeht.

Ergänzende Übungen

- Fitneß-Übung: Bauchmassage, Kreuzmassage, Rumpfkreisen.
- Qi Gong im Gehen.
- Inneres Tai Chi: in halb liegender Position mit Sammlung auf den Ming-Men-Punkt.

Sollte bei Ihnen eine Retroversion des Uterus festgestellt worden sein, legen Sie sich ein- oder zweimal täglich in Rückenlage zum Üben hin. Üben Sie jeweils 45 Minuten lang. Sie können diese Maßnahme mit anderen Qi-Gong-Übungen im Sitzen oder auf dem Rücken liegend unterstützen.

Schwangerschaftstoxikose

Diese Störung entsteht während der Gestagenperiode, wenn der Uterus eine enorme Blutzufuhr benötigt, diese aber nicht ausreichend ist. So kommt es zu Sauerstoffmangel, der zu Verkrampfungen der kleinen Blutgefäße führt und eine Reihe von Störungen hervorruft.

Beschwerden: geschwollene Knöchel in der späteren Gestagenperiode, Albuminurie, Ödeme, gelegentlich Blutdruckerhöhung, Eklampsie (Krämpfe durch lokale Gefäßkonstriktionen im Gehirn), Benommenheit, Sehstörungen, Spannungsgefühl im Brustkorb.

Qi-Gong-Übung
Die Frau führt die »Innere ernährende Übung« im Sitzen oder Stehen aus, sie atmet ruhig und sammelt sich auf den Dan Tien.

Ergänzende Übungen
- Entspannungsübung.
- Inneres Tai Chi: Wenn Sie an hohem Blutdruck leiden, sammeln Sie sich auf die Mitte der Fußsohlen, bei normalem Blutdruck auf den Ming Men.

Wichtiger Hinweis: Während der ersten drei Schwangerschaftsmonate dürfen Sie weder die erste noch die zweite Atemtechnik der »Inneren ernährenden Übung« ausführen! Wählen Sie statt dessen die natürliche Atmung.

Die klinische Praxis hat gezeigt, daß diese Übungen eine sehr wirksame Vorbeugung gegen Eklampsie darstellen, wenn die Mutter damit in einem frühen Stadium der Schwangerschaft beginnt.

Hals-Nasen-Ohren-Beschwerden

Akute und chronische Tonsillitis

Die Mandelentzündung oder Angina entsteht aufgrund bakterieller Infektionen (Streptokokken) oder durch bestimmte Virusinfekte. Kinder werden bei Wetterumschwüngen schnell davon betroffen. Manchmal folgt sie als Komplikation nach einer Operation im Nasenbereich.

Beschwerden: Halsschmerzen, Kopfschmerzen, Müdigkeit, Appetitlosigkeit, in akuten Fällen auch Fieber. Wird die chronische Tonsillitis nachlässig behandelt, so können Komplikationen wie Mittelohrentzündung, Rheuma oder akute Nephritis (Nierenentzündung) entstehen. Eine gefürchtete Komplikation bei chronischer Tonsillitis ist eine toxische Schädigung des Herzens. Aus diesem Grund empfehle ich die Selbstbehandlung nur unter Aufsicht eines Arztes oder Heilpraktikers. Es gibt sehr sicher wirkende homöopathische Medikamente, die bei Tonsillitis eingesetzt werden können.

Qi-Gong-Übung
Führen Sie die »Belebende Übung« im Sitzen aus, atmen Sie ruhig, und sammeln Sie sich auf den Dan Tien.

Ergänzende Übungen
- Entspannungsübung: Konzentrieren Sie sich dabei 10 Minuten lang auf die Mandeln.
- Leichte, nach unten ziehende Massage des seitlichen Halses, um den Lymphfluß und den Abtransport toxischer Stoffe zu erleichtern.
- Fitneß-Übung: Zungenkreisen, Befeuchten des Mundes mit Speichel, Schlucken des Speichels.

Ohrensausen (Tinnitus)

Diese Störung entsteht infolge einer Neurasthenie und Störungen des Nervensystems oder durch Streß und ist sehr schwer zu behandeln. Es ist nötig, sehr lange und regelmäßig zu üben. Auch der Nacken, die Schultern und Arme werden durch die entsprechenden Übungen entspannt. Wenn es nach einiger Zeit zu einer inneren Tiefenentspannung der Hals- und Nackenmuskulatur kommt, verschwinden die Ohrengeräusche.

Beschwerden: hohe Ohrengeräusche, Summen und Brummen im Ohr, Rauschen.

Qi-Gong-Übung
Führen Sie die »Innere ernährende Übung« im Liegen und im Sitzen aus, und wählen Sie die erste Atemtechnik.

Ergänzende Übungen
- Entspannungsübung.
- Übung im Gehen.
- Fitneß-Übung: Ohrenmassage, Nackenübung, Schultermassage, Armschwingen.

Menière-Krankheit

Beim sogenannten »Drehschwindel« handelt es sich um eine Erkrankung des Innenohrs.

Beschwerden: akute Schwindelanfälle mit Übelkeit, Erbrechen und Ohrensausen.

Qi-Gong-Übung
Führen Sie die »Innere ernährende Übung« im Liegen aus. Dazu wählen Sie die zweite Atemtechnik und sammeln sich auf den Dan Tien.

Ergänzende Übungen

- »Belebende Übung«: Führen Sie die Übung morgens und abends mit ruhiger Atmung aus.
- Fitneß-Übung: Rückenmassage, Massage des Dan Tien, Massage der Fußsohlen, Nackenübung, Schultermassage, Armschwingen.

Qi Gong für die Augen

Glaukom

Diese Störung wird durch ein funktionelles Ungleichgewicht der Gehirnrinde verursacht, was dann zu erhöhtem Augendruck und pathologischen Veränderungen im Auge führt. Sie zeichnet sich durch einen erhöhten Augeninnendruck aus.

Beschwerden: Sehtrübungen, Spannung und Druckgefühle im Auge; der Betroffene kann im Frühstadium einen Regenbogen um eine Lichtquelle sehen; später verschlechtert sich die Sicht, das Gesichtsfeld wird eingeengt, das Auge reagiert nur schwach auf Licht. Im fortgeschrittenen Stadium verschlechtert sich die Sicht zunehmend, das Gesichtsfeld wird eingeengt. Bestimmte Stimmungslagen können Augenschmerzen, Kopfschmerzen, Übelkeit, Erbrechen und Schlaflosigkeit hervorrufen.

Qi-Gong-Übung

Führen Sie die Entspannungsübung im Liegen aus. Neben der Entspannungsübung, die morgens und abends im Bett ausgeführt werden kann, ist die wichtigste Übung Qi Gong im Gehen. Achten Sie darauf, daß Sie mit der Hand die blutdrucksenkende, herabdrückende Bewegung machen, und üben Sie ein- bis zweimal täglich zwanzig Minuten lang.

Ergänzende Übungen

- Fitneß-Übung: Übung für die Augen, Himmelstrommeln, Massage der Zonen zwischen Auge und Ohr.

Atrophie des Sehnervs

Dazu kommt es meist durch eine Neuritis des Sehnervs.

Beschwerden: verminderte Sehkraft oder Blindheit.

Qi-Gong-Übung

Der Patient führt die »Innere ernährende Übung« im Sitzen, Liegen oder Stehen aus, er wählt die zweite Atemtechnik (siehe S. 41) und sammelt sich auf den Dan Tien.

Ergänzende Übungen

- Fitneß-Übung: Übung für die Augen, Massage der Fußsohlen.
- Entspannungsübung.
- Tai Chi.

Wenn diese Übungen geduldig und regelmäßig durchgeführt werden, stellen sie eine wirksame Maßnahme zur Behandlung von Augenproblemen dar.

Im mittleren Lebensalter verändern sich meistens die Augen – es lohnt sich daher, regelmäßig folgende Bewegungsübung durchzuführen. Auch Personen, die viel studieren, lesen oder am Computer arbeiten müssen, profitieren von dieser Übung. Bei wirklich geduldiger und regelmäßiger Übung können sich die Augen stark verbessern, sogar ein Astigmatismus kann dadurch zum Verschwinden gebracht werden.

- Auf- und Abwärtssehen: Schließen Sie dic Augen, und blicken Sie innerlich jeweils sechsmal auf und ab. Dann üben Sie dasselbe sechsmal mit offenen Augen. Koordinieren Sie Ihren Atem mit den Augenbewegungen: Atmen Sie beim Aufwärtssehen ein und beim Abwärtssehen aus. Das sechsmalige Auf- und Abwärtssehen mit geschlossenen und offenen Augen zählt als eine Übungsfolge. Üben Sie jeweils sechsmal.

- Nach rechts und links sehen: Schließen Sie die Augen, und sehen Sie innerlich von links nach rechts und von rechts nach links, jeweils sechsmal. Üben Sie dasselbe mit offenen Augen. Sechsmaliges Üben bildet auch hier eine Übungsabfolge, also üben Sie jeweils sechs Abfolgen.
- Schrägsehen von der oberen linken zur unteren rechten Ecke: Schließen Sie die Augen, und blicken Sie innerlich von der oberen linken Ecke zur unteren rechten Ecke und dann von der unteren rechten Ecke wieder zur oberen linken Ecke, und zwar jeweils sechsmal. Üben Sie dasselbe mit geöffneten Augen. Atmen Sie ein, wenn Sie die Augen von der oberen linken Ecke zur unteren rechten Ecke bewegen, atmen Sie aus, wenn Sie die Augen in die entgegengesetzte Richtung bewegen. Üben Sie jeweils sechsmal.
- Schrägsehen von der oberen rechten Ecke in die untere linke Ecke: Schließen Sie die Augen, und sehen Sie von der oberen rechten Ecke hinunter zur unteren linken Ecke und umgekehrt. Üben Sie das sechsmal. Wiederholen Sie sechsmal dieselbe Übung mit offenen Augen. Üben Sie jeweils sechsmal.
- Kreisen im Uhrzeigersinn: Schließen Sie die Augen. Bewegen Sie die Augäpfel kreisförmig im Uhrzeigersinn, beginnen Sie mit der linken Seite. Üben Sie dasselbe sechsmal mit geöffneten Augen. Atmen Sie ein, wenn Sie die Augen von links nach oben bewegen, atmen Sie aus, wenn Sie die Augen von rechts nach unten bewegen. Üben Sie jeweils viermal.
- Kreisen gegen den Uhrzeigersinn: Schließen Sie die Augen. Bewegen Sie die Augäpfel kreisförmig gegen den Uhrzeigersinn, beginnen Sie links. Wiederholen Sie die Bewegungen sechsmal mit geöffneten Augen. Atmen Sie ein, wenn Sie die Augen von links nach unten bewegen, atmen Sie aus, wenn Sie die Augen von rechts nach oben bewegen. Üben Sie jeweils viermal.

- Geradeaussehen: Suchen Sie sich ein entferntes Objekt aus, wie zum Beispiel einen Baum oder ein Haus, und fixieren Sie dieses Objekt mit den Augen. Atmen Sie dabei ganz natürlich, und zählen Sie innerlich Ihre Atemzüge: eins, zwei, drei ...
- Öffnen und Schließen: Suchen Sie sich ein entferntes Objekt, und fixieren Sie es mit den Augen. Schließen Sie dann die Augen; öffnen Sie sie wieder, schließen Sie die Augen erneut, und öffnen Sie sie wieder. Atmen Sie ein, wenn Sie die Augen öffnen, und atmen Sie aus, wenn Sie die Augen schließen. Das einmalige Öffnen und Schließen der Augen bildet eine Abfolge; üben Sie 16mal.

Abschließend lassen Sie Ihre Augäpfel ganz langsam in alle Richtungen kreisen. Spüren Sie die Widerstände, die Schmerzen, und vergleichen Sie die Besserung an jedem neuen Übungstag.

Sie können diese acht Augenbewegungen im Sitzen oder Stehen üben. Achten Sie beim Stehen darauf, daß die Füße etwa schulterbreit auseinanderstehen, machen Sie die Knie locker, so daß sie leicht gebeugt sind, und legen Sie die Hände auf den Dan Tien. Wenn Sie im Sitzen üben, so achten Sie darauf, gerade zu sitzen. Legen Sie die Hände auf die Knie, entspannen Sie sich dabei, und versuchen Sie innerlich zur Ruhe zu kommen. Atmen Sie während der Augenübungen ganz sanft und ohne sich anzustrengen, und vermeiden Sie, den Atem anzuhalten. Es ist gar nicht so leicht, während der Übung nur sanft und natürlich zu atmen, denn die Augenbewegungen sind anfangs nur mühsam durchzuführen und manchmal sogar schmerzhaft.

Wenn Sie eine Weile geübt haben, können die Augen prickeln und tränen, das ist ein ganz normaler Vorgang. Reduzieren Sie die Anzahl der Übungen, wenn es Ihnen dabei schwindelig wird, und versuchen Sie, sich weniger anzustrengen.

Diese Augenübungen sind eine einfache und praktische Methode zur Behandlung von Sehproblemen. Sie können jederzeit und überall üben. Wenn Sie fleißig sind, können Sie in zwei Monaten bemerkenswerte Erfolge erzielen.

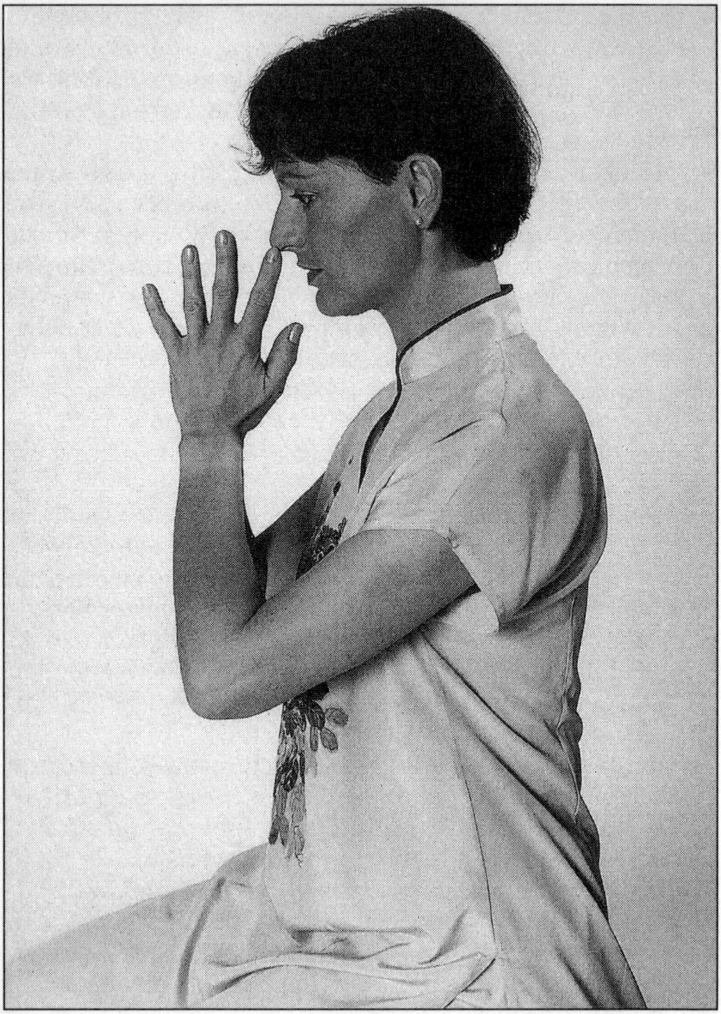

Foto 29: Qi Gong stärkt müde und schwache Augen. Berühren Sie in dargestellter Weise mit den Zeigefingern Ihre Nasenspitze und fixieren Sie für einige Sekunden Ihren Blick auf Ihre Zeigefingerspitze.

Nicht nur Sehbeschwerden, sondern auch psychische Probleme lassen sich mit dieser Übung behandeln: In der Kinesiologie hat man herausgefunden, daß bei bestimmten Augenstellungen, z. B. beim Blick nach links unten, Schockerlebnisse gespeichert sind. Die Speicherung dringt über das Sehzentrum und die Sehnerven bis ins Gehirn und wird dort verankert. Meist vermeiden die Betroffenen diese Blickrichtungen, daher ist es zunächst unangenehm, die Augen in dieser ungewohnten Stellung zu halten. Im Laufe der Zeit werden jedoch durch diese Augenbewegungen die psychischen und körperlichen Fixationen gelöscht.

Qi Gong bei Kurzsichtigkeit

Diese Übung hilft bei Kurzsichtigkeit und verbessert die Sehkraft. Versuchen Sie innerlich ruhig zu werden. Legen Sie die Zeigefinger leicht auf die Nasenspitze, die Daumen plazieren Sie unter dem Kinn. Falten Sie dann die Hände, und sehen Sie die Zeigefinger an der Nasenspitze an (siehe Foto 29). Fixieren Sie die Zeigefinger zwei bis drei Sekunden lang. Danach sehen Sie auf einen kleineren, etwa 20 Meter entfernten Gegenstand, bis Sie ihn einigermaßen deutlich sehen können. Danach fixieren Sie wieder Ihre Nasenspitze.

Die drei- bis fünfmalige Wiederholung dieses Vorgangs bildet eine Abfolge. Entspannen Sie die Augen einige Minuten lang, wenn Sie eine Abfolge durchgeführt haben. Die tägliche Übung besteht aus drei Abfolgen.

Konzentrieren Sie sich innerlich auf die Übung, und achten Sie darauf, sanft und ruhig zu atmen. Ein paar tiefe und entspannende Atemzüge vor Beginn der Übung tun gut und bereiten Sie auf die meditative Phase vor. Halten Sie den Atem keinesfalls an, und starren Sie nicht allzulange auf die Nasenspitze, sonst kann es zu Augenreizungen kommen. Diese Übung ist leicht auszuführen, sie überanstrengt die Augen nicht und bereitet keinerlei Schmerzen oder Unbehagen.

Diese Technik ist einfach und leicht auszuführen. Um

Erfolg zu haben, ist es jedoch nötig, kontinuierlich zu üben, dann wird die Augenschwäche verschwinden und die Sehschärfe sich verbessern.

Allergien

Die Chinesen erwähnen das in unseren Breiten so häufige Krankheitsbild der Allergie nicht. Daher möchte ich aus meinem eigenen Erfahrungsbereich schildern, wie diese Störung mit Qi Gong zu behandeln ist.

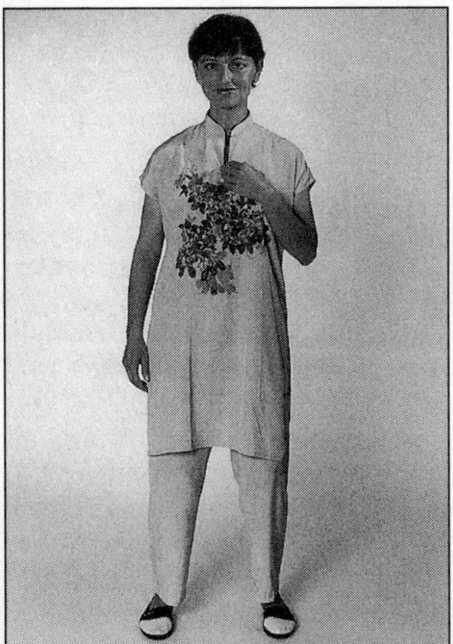

Foto 30: Klopfen Sie auf Ihr Brustbein und lächeln Sie, das baut Allergien ab.

Qi-Gong-Übung

Wählen Sie die »Innere ernährende Übung« mit natürlicher Atmung und im Liegen. Zur Anregung der Stoffwechselvorgänge ist es nötig, die Uuu-Atmung ebenfalls im Liegen auszuführen. Der Allergiker sollte es sich zur Gewohnheit werden lassen, vor allem wenn er an juckenden

Hauterscheinungen leidet, morgens und abends noch im Bett liegend einige Minuten lang die Ausatmung mit Uuu auszuführen, wie sie in der Übung »Die Pfirsichblüte« (siehe S. 118f.) beschrieben wurde.

Die Hui-Chun-Gong-Übungen haben sich bei Allergien als sehr wirksam erwiesen. Besonders die weitverbreitete Pollenallergie spricht gut darauf an.

Ergänzende Übungen

- Fitneß-Übung: Massage des Dan Tien und des Yong-Quan-Punktes.
- Qi Gong im Gehen.

Gerade bei Allergien ist es notwendig, die Ernährung umzustellen, um mögliche Allergieauslöser zu vermeiden.

Sie können Ihr Immunsystem, das bei einer Allergie geschwächt ist, ganz einfach stärken: Denken Sie an etwas Schönes und lächeln Sie. Sie können auch auf ein schönes Bild oder eine Postkarte sehen, die z. B. ein tiefblaues Meer oder herbstliche Berge zeigen, also eine Landschaft, in der Sie sich wohl fühlen und entspannen können.

Während Sie lächeln, entspannen sich ganz von selbst ihre Wangen- und Schläfenmuskeln. Klopfen Sie dann mit der lockeren Faust auf das obere Ende Ihres Brustbeins. Dadurch wird die darunterliegende Thymusdrüse angeregt. Die Thymusdrüse ist für das Immunsystem verantwortlich, und da sie sich schon beim jungen Erwachsenen zurückbildet, kann sie immer etwas Stärkung vertragen.

Wichtig ist, daß Sie täglich ein paar Minuten lang gleichzeitig lächeln und klopfen. Probieren Sie es auch einmal aus, bevor Sie eine stressige Verhandlung führen müssen oder wenn Sie einen anstrengenden Bürotag hinter sich haben. Jeden Tag nur ein paar Minuten klopfen und lächeln, das stärkt das Immunsystem und baut Streß ab.

6 Persönliche Erfahrungen mit Qi Gong

Fallberichte und Übungen

Persönliche Erfahrungen mit Qi Gong – Fallberichte und Übungen

Hier veröffentliche ich einige persönliche Berichte von Menschen, die sich mit der energetischen Therapie helfen konnten. Die behandelten Störungen reichen von Kopfschmerzen bis hin zu Hormonstörungen und anderen Alltagsbeschwerden.

Qi Gong bei Kopfschmerzen

»Noch vor einem Jahr litt ich an Nervenkopfschmerzen, die mich schon seit Jahren plagten. Kein Medikament konnte mir helfen. Infolge der starken Kopfschmerzen konnte ich nicht studieren, und ich beschloß, es mit Qi Gong zu versuchen. – Obwohl ich heute schwer arbeite und studiere, leide ich an keinerlei Kopfschmerzen mehr; sie sind einfach verschwunden.

Wenn ich Qi Gong übe, lege ich mich auf dem Rücken ins Bett. Unter den Kopf lege ich ein flaches Kissen, die Arme liegen an meinen Körperseiten, die Beine sind ausgestreckt, und die Füße liegen ein wenig auseinander. Ich hebe meine Zunge und berühre mit der Zungenspitze den Gaumen, dabei atme ich natürlich und tief. Ich stelle mir dabei vor, daß der Atem in der Körpermitte durch meine Nase hinauf zum Bai-Hui-Punkt auf dem Scheitel zieht, von dort lenke ich ihn dann zum Dan Tien hinunter. Wenn ich etwa 20 Minuten lang geübt habe, habe ich das Gefühl, als ob sich mein Kopf ausdehnen würde; dann richte ich meine Aufmerksamkeit noch einmal 15 Minuten auf meinen Kopf und atme ruhig. Diese Übung mache ich jeden Morgen und jeden Abend. Das Gefühl der Ausdehnung meines Kopfes verschwand nach einiger Zeit.«

Tiefer Schlaf durch Qi Gong

»Schon als junger Mensch litt ich an schwerer Schlaflosigkeit. Ich warf mich jede Nacht im Bett hin und her und fühlte mich tagsüber erschöpft. Kein Arzt konnte mir helfen. Als ich von Qi Gong hörte, versuchte ich es mit ein paar Entspannungsübungen und kam zu sehr guten Ergebnissen. Seit dieser Zeit übe ich – inzwischen sind es schon über 30 Jahre – und schlafe jede Nacht tief und fest. Seither wurde ich nie wieder von Schlaflosigkeit gequält.

Ich schildere Ihnen jetzt drei verschiedene Methoden, die ich anwende, um mich zu entspannen:

1. Lassen Sie beim Ausatmen alle Körperteile gleichsam herabsinken; stellen Sie sich dabei vor, daß die Vitalenergie langsam vom Schädeldach durch den Hals, den Brustkorb, den Bauch, den Dan Tien, die Beine und die Knie bis zu den Fußsohlen hinuntersinkt. Achten Sie besonders darauf, daß Schultern und Ellenbogen ganz entspannt herabhängen.

2. Stellen Sie sich beim Einatmen vor, daß die Vitalenergie langsam und sanft von Ihren Fußsohlen bis zum Scheitelpunkt aufsteigt.

3. Lassen Sie die Schultern wie erschlafft hängen und das Brustbein dabei etwas einsinken. Wölben Sie auf keinen Fall den Brustkorb heraus. Durch diese Körperhaltung wird es der Vitalenergie erleichtert, zum Dan Tien und zu den Fußsohlen herabzusinken.«

Qi Gong – um innerlich still zu werden

Eine andere Patientin schildert einige Methoden, mit deren Hilfe sie zu innerer Ruhe finden konnte.

- Wiederholen Sie innerlich einige Worte, oder zählen Sie z. B. von eins bis zehn, und wiederholen Sie dies immer wieder. Sie können auch innerlich kurze Sätze wiederholen, die allerdings nicht zu lang sein sollten.
- Sehen Sie mit halbgeöffneten Augen auf einen Gegenstand wie z. B. eine Blumenvase oder eine Frucht. Ver-

suchen Sie dabei zu sehen, ohne zu fixieren; das läßt Sie innerlich still und ruhig werden.

- Sehen Sie sich etwas Schönes oder Interessantes an; es kann z. B. ein Gemälde sein. Schließen Sie dann die Augen, und visualisieren Sie das Gesehene innerlich einige Minuten lang.
- Wählen Sie einen Akupunkturpunkt oder ein Organ in Ihrem Körper aus. Schließen Sie die Augen, und richten Sie Ihre Aufmerksamkeit auf diesen Punkt oder dieses Organ.
- Wenn Sie Tai Chi können, stellen Sie sich ganz genau vor, wie Sie die Übung ausführen, während Sie die Augen geschlossen halten. Sie werden überrascht sein, wie entspannend das wirkt.
- Versuchen Sie, dem Strom Ihres Blutes und Ihrer Energie im Körper zu lauschen, nehmen Sie wahr, wie er jedes Organ und jede Zone des Körpers durchpulst und mit frischem Leben erfüllt.

Anfangs können Sie diese Techniken abwechselnd üben. Sicher werden Sie bei einer davon eine besonders gute Wirkung spüren, diese wählen Sie dann aus und üben sie. Beim Qi Gong ist es wichtig, daß Sie sich entspannen können, um zu innerer Ruhe zu kommen. Schließlich verbinden Sie dann die Entspannung mit der inneren Stille. Beide sind unabdingbar miteinander verbunden.

Qi Gong – vor dem Schlafengehen

Diese Übung ist für alle Menschen geeignet, besonders gut tut sie Menschen, die an Schlaflosigkeit und Bluthochdruck leiden. Auch Personen, die sich schwach und kraftlos fühlen, profitieren davon.

Sie ist ganz einfach und erfordert eine Übungszeit von etwa 20 Minuten vor dem Schlafengehen.

»Legen Sie sich auf den Rücken, und nehmen Sie ein festes Kissen unter den Kopf, so daß Sie ganz frei atmen können. Berühren Sie mit der Zungenspitze den Gaumen, und schließen Sie die Augen. Atmen Sie zu Beginn dreimal tief in den Bauch hinein, und kehren Sie dann zur natürlichen Atmung zurück. Versuchen Sie allmählich immer feinere Atemzüge auszuführen und sich dabei vollkommen zu entspannen.

Stellen Sie sich dabei vor, daß die Vitalenergie als leuchtender Strang vom Schädeldach herab zur Zungenspitze fließt. Von der Zungenspitze sinkt sie dann hinunter zum Dan Tien und zu den Fußsohlen. Stellen Sie sich als nächstes vor, daß Ihre Vitalenergie von den Sohlen herauf zum Dan Tien steigt. Lassen Sie zum Abschluß die Energie 36mal gegen den Uhrzeigersinn und 36mal im Uhrzeigersinn um den Dan Tien kreisen. Mit diesem Kreisen beenden Sie die Übung. Während Sie üben, können Sie beide Hände auf das Nabelgebiet legen und dort die Energie spüren. Lassen Sie die Hände auch noch eine Zeitlang nach Beendigung der Übung dort liegen, und spüren Sie nach, wie diese wunderbare Vitalenergie Sie ganz durchströmt und durchwärmt.«

Qi Gong – für Menschen, die immer frieren

Menschen, die nicht sehr viel Energie und einen niedrigen Blutdruck haben, bekommen oft kalte Hände und Füße. Besonders nachts verhindern kalte Füße, daß sie ruhig schlafen können. Vor allem alte Menschen haben dieses Problem.

Hier möchte ich eine Übung beschreiben, durch die Sie wieder warm werden. Sie wirkt besonders gut, wenn Sie eine Zeitlang täglich üben. Nach ein paar Wochen müßte Ihr Körper so durchwärmt sein, daß Sie nur noch bei Bedarf zu üben brauchen.

Legen Sie sich auf den Rücken, und decken Sie sich gut zu. Die Füße sollten in Schulterbreite auseinandergehalten werden. Legen Sie die Arme entlang dem Körper, die Finger sind dabei ausgestreckt, und die Handflächen berühren die Unterlage. Unterstützen Sie den Kopf mit einem zehn Zentimeter hohen Polster. Lockern Sie Ihre Kleidung, wenn Ihnen etwas zu eng ist. Schließen Sie die

Augen, und berühren Sie mit der Zungenspitze den Gaumen.

Atmen Sie natürlich, und lassen Sie die Gedanken einfach vorbeiziehen. Wenn Sie einige Minuten natürlich geatmet haben, atmen Sie tief in den Bauch hinein und entspannen Kopf, Schultern, Arme, Brustkorb, Rücken, Beine und zuletzt auch die Füße. Anschließend atmen Sie einige Male natürlich ein und aus, um danach wieder zur Bauchatmung überzugehen.

Beim nächsten Schritt atmen Sie so tief ein, daß sich der Bauch vorwölbt. Halten Sie den Atem am Dan Tien so lange an, wie Sie nur können. Während Sie den Atem anhalten, zählen Sie innerlich eins, zwei, drei ... Wenn Sie den Atem nicht mehr länger halten können, lassen Sie die Atemluft langsam und sanft entweichen. Vermeiden Sie auf jeden Fall eine schnelle und heftige Ausatmung. Entspannen Sie während der Ausatmung den ganzen Körper von Kopf bis Fuß. Sie dürfen jetzt nicht sofort wieder einatmen – lassen Sie einige Sekunden verstreichen, und atmen Sie erst dann wieder ein. Kehren Sie einige Augenblicke zur natürlichen Atmung zurück, anschließend lassen Sie eine tiefe Bauchatmung folgen. Atmen Sie dabei so tief ein, daß sich der Bauch ein wenig hervorwölbt. Gehen Sie mit dem Anhalten des Atmens aber nicht mehr bis zur äußersten Grenze, sondern halten Sie den Atem einfach an, und spannen Sie gleichzeitig die gesamte Körpermuskulatur an. Beißen Sie dabei die Zähne aufeinander, und krallen Sie die Zehen zusammen. Gleichzeitig zählen Sie innerlich so lange, bis Sie ausatmen müssen. Entspannen Sie den ganzen Körper so wie beim letzten Mal. Wiederholen Sie diese ganze Übungsreihe noch einmal, und schlafen Sie dann ein.

Wenn sich Ihr Mund mit Speichel gefüllt hat, so schlukken Sie ihn in kleinen Portionen hinunter. Setzen Sie sich nach dem Üben nicht auf, und lesen Sie nicht, sondern gehen Sie schlafen. Wenn Sie zwischenzeitlich an einer Erkrankung der Atemwege oder an einer anderen Erkrankung leiden, so hören Sie mit der Übung so lange auf, bis

Sie wieder gesund sind. Unmittelbar vor der Übung sollten Sie keinen Geschlechtsverkehr haben. Legen Sie zwei Tage Pause ein, wenn Sie ein oder zwei Wochen lang jeden Abend geübt haben. Während der Übung können Sie ins Schwitzen kommen. Sehr häufig sind unvermeidbare Darmgeräusche zu hören, die anzeigen, daß Sie besonders tief entspannt sind.

Wichtig für den Erfolg der Übung ist, daß Sie sich mit Ihrer Aufmerksamkeit und Vorstellungskraft ganz auf Ihren Atem konzentrieren.

Eine andere Qi-Gong-Übung zur Stärkung der Augen

Mein Vater, der jetzt schon ziemlich alt ist, übte jahrelang das »Nach-innen-Sehen« und hat nie eine Brille gebraucht. Wenn Sie diese Übung ausführen wollen, setzen Sie sich zuerst auf einen Stuhl, berühren Sie den Boden mit der ganzen Sohle, die Knie sind im Abstand Ihrer Schulterbreite voneinander entfernt. Legen Sie die Hände auf die Oberschenkel, und berühren Sie mit der Zungenspitze den Gaumen. Entspannen Sie sich so, daß jeder einzelne Körperteil entspannt ist. Schließen Sie die Augen halb, und lassen Sie alle Gedanken vorbeiziehen.

Atmen Sie fünfmal ruhig und tief, und gehen Sie dann zur natürlichen Atmung über. Stellen Sie sich dabei vor, daß Ihre Augen zum Dan Tien hinunterblicken. Üben Sie das jeweils fünf bis zehn Minuten, und zwar zwei- bis dreimal täglich. Diese Übung stärkt nicht nur die Augen, sie beruhigt den ganzen Menschen und ist eine gute Hilfe bei allen Streßerscheinungen.

Massieren Sie die Augenhöhlen 10mal sanft mit Ihren warmen Händen, danach öffnen Sie langsam die Augen.

Qi Gong heilte eine Analfistel

Ein Patient, der an einer schmerzhaften Analfistel litt, erzielte mit Qi Gong ganz unerwartete Ergebnisse. Schon nach einem halben Jahr hatten sich die Beschwerden stark gebessert, und nach einem Jahr war die Fistel völlig verschwunden.

»Jeden Morgen und Abend ließ ich etwa 15 Minuten das Qi im Körper kreisen. Ich hob den Afterschließmuskel und spannte ihn beim Einatmen an, beim Ausatmen entspannte ich ihn wieder. Wenn möglich, übte ich auch im Sitzen, Stehen, Liegen oder Gehen.

Außerdem führte ich vor dem Schlafengehen und nach dem Erwachen noch eine andere Übung im Bett liegend aus. Ich legte mich dazu auf die Seite, entspannte den Körper und winkelte die Knie in einem 45-Grad-Winkel an. Ich richtete meine Aufmerksamkeit auf das Aftergebiet. Anschließend legte ich die Handfläche auf das Gesäß, wobei die Fingerspitzen ein bis zwei Fingerbreit vom After entfernt waren. Ich hob die Fingerspitzen und klopfte damit auf das Gesäß. Erst klopfte ich langsam, dann wurde ich immer schneller, bis ich schließlich 30mal pro Minute klopfte. So übte ich 15 Minuten lang, dann drehte ich mich auf die andere Seite und wiederholte den ganzen Vorgang.

Zusätzlich wusch ich nach dem Stuhlgang und vor dem Schlafengehen den After mit warmen Wasser. Ich nahm viel frisches Gemüse zu mir und stellte meine Ernährung um, um einen geregelten Stuhlgang zu haben.«

Diese Übung heilt nicht nur vorhandene Analfisteln, sondern sie wirkt auch vorbeugend, weil sie die Aftermuskulatur trainiert und die Blutzirkulation in diesem Gebiet anregt.

Qi Gong bei Hämorrhoiden

Einer meiner Patienten litt schon in jungen Jahren an starken Hämorrhoiden. Sie waren sehr groß, fielen beinahe vor, bluteten und schmerzten.

»Ich lernte Hui Chun Gong, weil ich mein Immunsystem stärken wollte. Das Seminar sollte sechs Stunden lang dauern. Anfangs konnte ich kaum sitzen, da meine Hämorrhoiden sehr stark schmerzten. Nachdem wir einige Stunden geübt hatten und in die Mittagspause gingen, bemerkte ich, daß ich ohne Probleme sitzen konnte. Ich konnte es kaum glauben, aber die Hämorrhoiden hatten sich in den After zurückgezogen. Das liegt jetzt einige Jahre zurück, und die Beschwerden sind trotz vieler Belastungen nicht mehr aufgetreten. Eine Untersuchung meines Immunstatus zeigte nach zwei Monaten, daß sich mein Immunsystem wieder erholt hatte und meine Werte in Ordnung waren. Seitdem übe ich täglich Hui Chun Gong, auch wenn ich mich auf Tournee befinde, denn ich möchte gesund bleiben.«

Qi Gong bei hormonellen Störungen

Eine Frau berichtet über ihre verblüffende Heilung.

»Seit meinem fünfunddreißigsten Lebensjahr litt ich an einer hormonellen Störung. Ein Gestagenmangel war die Ursache dafür, daß mein Zyklus vierunddreißig Tage lang war. Aus demselben Anlaß litt ich stets 10 Tage vor meiner Regelblutung an Schmierblutungen. Die vom Arzt verordneten Hormone vertrug ich nicht.

Als ich einundvierzig Jahre alt war, lernte ich Hui Chun Gong, um jünger auszusehen. Zu meiner größten Verblüffung wurde ich, nachdem ich nur fünfmal geübt hatte, von meiner Regelblutung überrascht. Es war genau der 28ste Tag meines Zyklus. Das liegt jetzt schon viele Jahre zurück, und meine Regel kommt genau pünktlich am 28sten Tag. Daher übe ich täglich Hui Chun Gong.«

Qi Gong bei Depressionen

Eine Frau, die viele Jahre lang an schweren Depressionen litt und schon mehrmals Suizidversuche unternommen hatte, schildert ihre Erfahrungen mit Qi Gong:

»Als ich vierundvierzig Jahre alt war, nahm ich an einem Seminar über Hui Chun Gong teil. Es dauerte einen Tag lang, und wir übten intensiv. Als ich am Abend den Saal verließ, fühlte ich mich so beschwingt, als ob ich fliegen könnte. Von der Depression, die mich seit Jahren plagte, war nichts mehr zu spüren, und ich fühlte mich vollkommen frei und glücklich. Seitdem übe ich jeden Morgen zwanzig Minuten lang Qi Gong und habe nie wieder Depressionen gehabt. Einmal mußte ich aufgrund der Umstände einige Tage lang pausieren und konnte nicht üben. Am dritten Tag bemerkte ich die ersten leichten Anzeichen, daß die Depression zurückkam. Daher übe ich jetzt wirklich täglich. Meine Freunde bewundern mich wegen meiner Ausdauer, aber ich kann nur sagen, daß Qi Gong für mich morgens so selbstverständlich wie Zähneputzen und Kämmen geworden ist.«

Von der gleichen Autorin sind erschienen:

Als-ob-Symptome in der Homöopathie, Sonntag Verlag
Bach-Blütentherapie für Homöopathen, Sonntag Verlag
Lebendige Homöopathie, Blackie, (Übersetzung) Sonntag Verlag

Qi Gong – heilender Atem, Martin Verlag
Hui Chun Gong – Die Verjüngungsübungen der chinesischen Kaiser, Hugendubel
Hui Chun Gong – Video
Die Perle des Hui Chun Gong, Verjüngungsübungen, Hugendubel

Schamanische Schilde – Vom Umgang mit magischen Mustern, Undine bei Sphinx
Crystal energy – Neue Jugend und Gesundheit, Herbig

Literaturverzeichnis

Chia, Mantak / Chia, Maneewan, *Tao Yoga der heilenden Liebe,* Ansata-Verlag 1990

Chia, Mantak / Chia, Maneewan, *Tao Yoga der heilenden Massage,* Ansata-Verlag 1992

Hackl, Monnica, *Hui Chun Gong – Die Verjüngungsübungen der chinesischen Kaiser,* Hugendubel-Verlag 1990

Hackl, Monnica, *Die Perle des Hui Chun Gong,* Hugendubel-Verlag 1993

Kushi, Michio, *Do-In-Buch, Übungen zur körperlichen und geistigen Entwicklung,* Martin Verlag 1990

Lynch, James, *Die Sprache des Herzens,* Junfermann Verlag 1987

Requena, Yves, *Qi Gong,* Goldmann Verlag 1992

Schillings, Astrid / Hinterthür, Petra, *Qi Gong – Der fliegende Kranich,* Windpferd Verlag 1991

Schmidt, Wolfgang, *Die alte Heilkunst der Chinesen,* Herder Verlag 1992

Zöller, Josefine, *Das Tao der Selbstheilung,* Ullstein Verlag 1994

Qi-Gong-Bücher in Englisch:

Dong, Paul / Esser, Aristide, *Chi Gong, The Ancient Chinese Way To Health,* Paragon House 1990

Lam, Kam Chuen, *The Way of Energy,* Gaia 1991

Yang, Jwing-Ming, *The Root of Chinese Chi Kung,* YMMA 1989

Josephine Zöller

Das Tao der Selbstheilung

Ullstein Buch 35483

Esoterik

Daß die chinesische Heilkunst, die eine jahrtausendealte Tradition hat, der westlichen in vielen Bereichen überlegen ist, ist mittlerweile anerkannt. Ihre Erfolge rühren daher, daß ihre ganzheitliche Behandlungsweise die Gesamtkonstitution des Menschen stärkt und damit auch zur Vorbeugung von Krankheiten beiträgt. Das Qi-Gong ist eine der ältesten und wirksamsten Methoden, durch Körper-, Atem- und Meditationsübungen alle Lebensenergien zu stärken und die Selbstheilungskräfte des Körpers zu aktivieren.